Samiullah Khan
Abdur Rehman

Um estudo de caso de anemia por deficiência de ferro em estudantes universitários

Samiullah Khan
Abdur Rehman

Um estudo de caso de anemia por deficiência de ferro em estudantes universitários

ScienciaScripts

Imprint

Any brand names and product names mentioned in this book are subject to trademark, brand or patent protection and are trademarks or registered trademarks of their respective holders. The use of brand names, product names, common names, trade names, product descriptions etc. even without a particular marking in this work is in no way to be construed to mean that such names may be regarded as unrestricted in respect of trademark and brand protection legislation and could thus be used by anyone.

Cover image: www.ingimage.com

This book is a translation from the original published under ISBN 978-3-659-82584-2.

Publisher:
Sciencia Scripts
is a trademark of
Dodo Books Indian Ocean Ltd. and OmniScriptum S.R.L publishing group

120 High Road, East Finchley, London, N2 9ED, United Kingdom
Str. Armeneasca 28/1, office 1, Chisinau MD-2012, Republic of Moldova, Europe
Printed at: see last page
ISBN: 978-620-8-20810-3

Um estudo de caso de anemia por deficiência de ferro em estudantes universitários

Samiullah Khan Pharm.D, RPH, M.Phil (Farmacêutica), PhD (Farmacêutica, em curso), Departamento de Ciências Farmacêuticas, COMSATS Institute of Information Technology, Abbottabad, Paquistão.

Abdur-Rehman Pharm.D, RPH, M.Phil (Prática de Farmácia)

Departamento de Ciências Farmacêuticas, Instituto de Tecnologia da Informação COMSATS, Abbottabad, Paquistão.

DEDICADO A

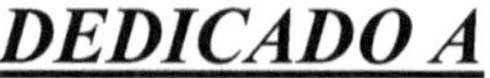

"Meus queridos pais
Pelo seu incontável amor, ternura, orientação, orações sinceras dia e noite e pelo seu

apoio constante

no acompanhamento da minha caminhada para o sucesso.

E

"A minha mulher, as minhas irmãs e os outros membros da família
pelo apoio constante e pelas inspirações intermináveis, desejos sagrados e orações.
As suas inspirações acompanharam-me desde o berço, na ânsia de
Onde cheguei hoje, tornou-me capaz de perseguir os meus objectivos na vida
e de inspirar um amanhã melhor.

AGRADECIMENTOS

Todos os louvores ao Todo-Poderoso **ALLAH** (Jalla Jalalahu), o mais benéfico, o mais misericordioso com a crença mais forte que guia na escuridão e ajuda nas dificuldades e faz e traz tudo como o melhor e melhor de sua criatura pecadora. Todo o louvor, glória e honra a Ele pela Sua orientação ilimitada e bênção sobre mim para realizar este Livro da melhor maneira. Não teria sido possível sem a Sua vontade e apoio. Todo o respeito e inúmeras saudações ao nosso **Santo Profeta Hazrat Muhammad** (que a paz esteja com ele), que mostrou o caminho correto à humanidade e iluminou o seu caminho com fé.

Tenho a honra de agradecer ao Sr. Abdur-rehman, que me encorajou e me deu todo o apoio para a conclusão deste livro.

Dedico este projeto aos meus queridos pais, pois tudo o que sou não seria possível sem as suas inúmeras bênçãos, o seu apoio inabalável e o seu encorajamento em todos os momentos, os seus cuidados ternos, as suas orações e os seus sacrifícios. As palavras são confinadas e ineficazes para exprimir a minha imensa gratidão à minha querida esposa, às minhas queridas irmãs e a outros membros da família pela sua orientação moral, bondade, dedicação, orações e desejos sagrados que me permitiram alcançar os meus objectivos e transformar os meus sonhos em realidade. Estou muito orgulhoso de todos vós.

Índice

Prefácio

A anemia é um problema de saúde pública mundial que afecta tanto os países em desenvolvimento como os países desenvolvidos, com consequências importantes para a saúde humana e para o desenvolvimento social e económico. Ocorre em todas as fases da vida, mas é mais frequente em mulheres grávidas e crianças.

Em mulheres em idade fértil, a causa mais comum de anemia por deficiência de ferro (AFI) é a perda de ferro no sangue devido a menstruação abundante ou gravidez. Uma dieta pobre ou certas doenças intestinais que afectam a forma como o corpo absorve o ferro também podem causar anemia por deficiência de ferro. Normalmente, os médicos tratam a doença com suplementos de ferro ou alterações na dieta.

Este livro foi concebido para os profissionais de saúde, estudantes de farmácia e de medicina para fornecer informações críticas sobre a doença emergente da anemia por deficiência de ferro (IDF) na comunidade. Este livro também ajudará os profissionais a tomar decisões em contexto clínico.

Este livro inclui a introdução, a revisão da literatura sobre a FDI e um inquérito prático a estudantes universitários que descreve a relação da FDI com os seus hábitos alimentares.

Esperamos sinceramente que este livro seja útil tanto para os estudantes como para os profissionais na prestação de cuidados de saúde da mais elevada qualidade centrados no doente.

Por favor, envie-nos os seus comentários sobre este livro e estudo.

Samiullah Khan
Abdur-rehman

CAPÍTULO - 1
1. INTRODUÇÃO

A anemia por deficiência de ferro é um dos problemas de saúde mais frequentes nas mulheres da nossa comunidade envolvente. É sobretudo observada em mulheres em idade fértil. A anemia por carência de ferro (AID) ocorre quando a carência de ferro atinge um nível suficiente para provocar uma diminuição da eritropoiese e, em última análise, causar o desenvolvimento de anemia. A deficiência de ferro é o estado de carência mais prevalente no mundo. Atualmente, estima-se que a ADF afecte mais de 500 milhões de pessoas em todo o mundo (Cook JD et al 1994).

A causa da elevada prevalência de ADF é a insuficiência nutricional devida a condições socioeconómicas mais baixas. A deficiência de ferro ocorre maioritariamente nas mulheres, especialmente nas mulheres na pré-menopausa. De acordo com um inquérito realizado em Lahore (Paquistão), 66% das mulheres grávidas sofriam de anemia. A anemia era mais frequente nas mulheres com menos instrução, menos sensibilizadas e com um estatuto socioeconómico baixo nas zonas rurais. A anemia por deficiência de ferro foi detectada em 72,7% das mulheres anémicas". (Rubina et al. 2004)

A deficiência de ferro causada apenas pela alimentação é pouco frequente em adultos de países onde a carne é uma parte importante da alimentação. Isto ocorre apesar do consumo de uma dieta que contém uma quantidade equivalente de ferro dietético total, porque o ferro heme é melhor absorvido da dieta do que o ferro não heme. A frescura dos alimentos também desempenha um papel importante. "A inconsistência na concentração de iões metálicos em várias fases de apodrecimento, talvez se deva a diferentes produtos podres, com absorção variada em diferentes estados de decomposição". (Shakila et al. 2006)

Em determinadas áreas geográficas, os parasitas intestinais, em particular o ancilóstomo, agravam a deficiência de ferro devido à perda de sangue do trato gastrointestinal (chen LH et al. 2007) (shun-xing Li, Nan-sheng Deng 2003). É importante do ponto de vista económico, porque a AID diminui a capacidade dos indivíduos das zonas rurais periféricas dos países em rápido desenvolvimento, como a China, a Índia e o Paquistão, para realizarem trabalho físico como fonte de rendimento, e diminui o crescimento e a aprendizagem das crianças.

O objetivo deste estudo era avaliar o nível de conhecimentos sobre a sensibilização, a causa, a prevenção e, em certa medida, o tratamento da AID entre as mulheres em idade reprodutiva, de modo a formular uma avaliação do sucesso de vários programas de sensibilização para os cuidados de saúde iniciados pelo governo no Paquistão.

CAPÍTULO - 2
2. REVISÃO DA LITERATURA
2.1 ANEMIA POR DEFICIÊNCIA DE FERRO:

A deficiência de ferro é definida como uma diminuição do teor corporal total de ferro. A anemia por deficiência de ferro ocorre quando a deficiência de ferro é suficientemente grave para diminuir a eritropoiese e causar o desenvolvimento de anemia. A carência de ferro é o estado de carência individual mais prevalente a nível mundial. É importante do ponto de vista económico porque diminui a capacidade de trabalho físico dos indivíduos afectados e diminui o crescimento e a aprendizagem das crianças.

A anemia pós-hemorrágica é discutida neste artigo porque é uma causa importante de deficiência de ferro. Os problemas agudos e potencialmente catastróficos de hipoxia e choque que podem ocorrer devido a uma hemorragia significativa ou a uma deficiência grave de ferro são discutidos noutro local; no entanto, as perdas diárias de sangue podem ser pequenas e podem passar despercebidas. Ocasionalmente, os doentes com anemia por deficiência de ferro grave causada por hemorragia gastrointestinal (GI) lenta mas persistente apresentam repetidamente testes negativos de hemoglobina nas fezes. Por conseguinte, é importante que o médico esteja atento às caraterísticas da anemia em todos os intervalos após o início da hemorragia. (James, 1994)

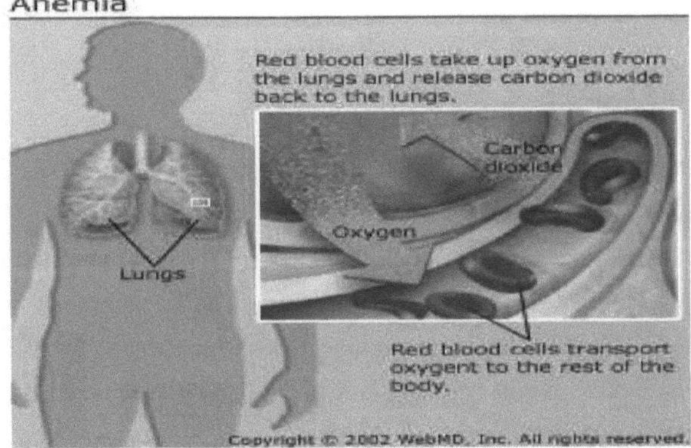

2.2   INTRODUÇÃO:

A anemia por deficiência de ferro é uma anemia comum (nível baixo de glóbulos vermelhos) causada por ingestão e absorção insuficientes de ferro na dieta e/ou perda de ferro por hemorragia intestinal, infeção parasitária, menstruação, etc. Os glóbulos vermelhos contêm ferro e não se formam quando há deficiência de ferro. A anemia por deficiência de ferro é uma doença em que o organismo não tem glóbulos vermelhos suficientes para transportar sangue rico em oxigénio para os tecidos corporais. O ferro é um mineral essencial necessário para a formação da hemoglobina, uma proteína que transporta o oxigénio no interior dos glóbulos vermelhos. [Anemia por deficiência de ferro].

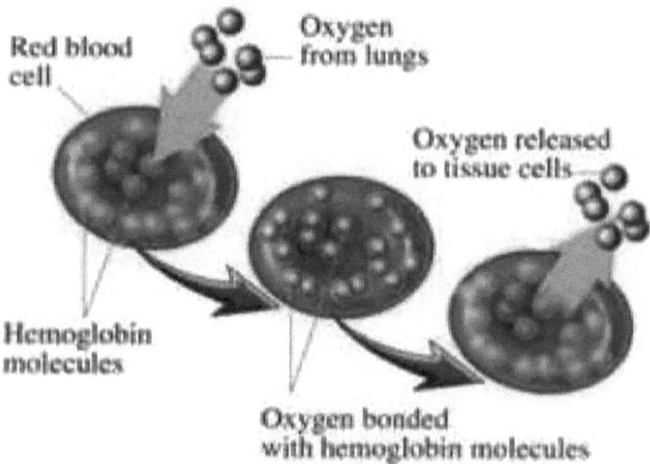

2.3   EPIDEMIOLOGIA:

A anemia é um problema de saúde pública mundial que afecta tanto os países em desenvolvimento como os países desenvolvidos, com consequências importantes para a saúde humana e para o desenvolvimento social e económico. Ocorre em todas as fases da vida, mas é mais frequente em mulheres grávidas e crianças. Em 2002, a AID foi considerada um dos factores mais importantes que contribuem para o peso global da doença. Segundo a OMS, em 1993-2005, mais de 293,1 milhões de crianças em idade pré-escolar, 56,4 milhões de mulheres grávidas e 468,4 milhões de mulheres não grávidas foram consideradas anémicas. (Prevalência Mundial de Anemia, 19932005).

Prevalência global da anemia e número de indivíduos afectados

Grupo populacional	Prevalência de anemia		População afetada	
	Percentagem	IC 95%	Número (milhões)	IC 95%
Crianças em idade pré-escolar	47.4	45.7-49.1	293	283-303
Crianças em idade escolar	25.4	19.9-30.9	305	238-371
Mulheres grávidas	41.8	39.9-43.8	56	54-59
Mulheres não grávidas	30.2	28.7-31.6	468	446-491
Homens	12.7	8.6-16.9	260	175-345
Idosos	23.9	18.3-29.4	164	126-202
População total	24.8	22.9-26.7	1620	1500-1740

Prevalência da anemia e número de indivíduos afectados em crianças em idade pré-escolar, mulheres grávidas e mulheres não grávidas em cada região da OMS

Região da OMS	Crianças em idade pré-		Mulheres grávidas		Mulheres não grávidas	
	Prevalência (%)	# Número de pessoas afectadas (milhões)	Prevalência (%)	# Número (milhões) de pessoas afectadas	Prevalência	# Número (milhões) de pessoas afectadas
África	67.6 (64.3-71.0)b	8 (79.4 87.6) 3.5	57 (52.8 61.3).1	17.2 (15.9 18.5)	47.5 (43.4 51.6)	69.9(63.9 75.9)
Américas	29.3 (26.8 31.9)	2 (21.1 25.1) 3.1	24.1 (17.3 30.8)	3.9 (2.8 5.0)	17.8 (12.9 22.7)	39.0 (28.3 49.7)
Sudeste Ásia	65.5(61.0 70.0)	115.3(107.3 123.2)	48.2(43.9 52.5)	18.1(16.4 19.7)	45.7(41.9 49.4)	182.0(166.9 197.1)
Europa	21.7(15.4 28.0)	11.1(7.9 14.4)	25.1(18.6 31.6)	2.6(2.0-3.3)	19.0(14.7 23.3)	40.8(31.5 50.1)
Oriental Mediterrâneo	46.7 (42.251.2)	0.8 (0.4-1.1)	44.2(38.2 50.3)	7.1(6.1-8.0)	32.4(29.2 35.6)	39.8(35.8 43.8)
Ocidental Pacífico	23.1 (21.9 24.4)	27.4 (25.9 28.9)	30.7 (28.8 32.7)	7.6 (7.1 8.1)	21.5 (20.8 22.2)	97.0 (94.0 100.0)
Mundial	47.4(45.7 49.1)	293.1 (282.8303.5)	41.8 (39.9 43.8)	56.4 (53.8 59.1)	30.2 (28.7 31.6)	468.4 (446.2490.6)

1.1   PARÂMETROS DE ANEMIA:

Hematócrito - Percentagem do volume de sangue em hemácias

Hemoglobina - Concentração de hemoglobina no sangue

Volume corpuscular médio (VCM) - Tamanho médio das hemácias Se > **100**→ Anemia macrocítica

Se 80 - 100 → Anemia normocítica

Se < 80 → Anemia microcítica

Hemoglobina corpuscular média (HCM) - Teor médio de hemoglobina das hemácias

RDW - intervalo de desvio em torno da média.

1.2   ETIOLOGIA:

1.2.1   Perda de sangue

Pode ser aguda ou crónica. A anemia não se desenvolve até várias horas após a perda aguda de sangue, quando o líquido intersticial se difunde no espaço intravascular e dilui a massa de hemácias remanescente. Nas primeiras horas, entretanto, podem aumentar os níveis de granulócitos nucleares polimorfos, plaquetas e, em hemorragias graves, leucócitos imaturos e normoblastos. A perda crónica de sangue resulta em anemia se a perda for mais rápida do que a reposição ou, mais frequentemente, se a eritropoiese acelerada esgotar as reservas de ferro do corpo

1.2.2   Eritropoiese deficiente

As causas são múltiplas. A parada completa da eritropoiese resulta em uma diminuição de hemácias de cerca de 7 a 10% por semana (1% por dia). A eritropoiese prejudicada, mesmo que não seja suficiente para diminuir o número de hemácias, causa com frequência tamanho e forma anormais das hemácias.

1.2.3   Hemólise excessiva

Pode ser causada por anormalidades intrínsecas das hemácias ou por fatores extrínsecos, como a presença de anticorpos na superfície das hemácias que levam à sua destruição precoce. Um baço aumentado sequestra e destrói as hemácias mais rapidamente que o normal. Algumas causas de hemólise deformam e destroem as hemácias. A hemólise excessiva normalmente não diminui a produção de reticulócitos, a não ser que haja deficiência de ferro ou de outros nutrientes essenciais. (Inam Danish, 2011)

1.3   FACTORES DE RISCO:

Embora a anemia por deficiência de ferro nutricional tenha diminuído nos países industrializados, estima-se que afecte 2 mil milhões de pessoas em todo o mundo. Mesmo nos EUA, a deficiência de ferro é a deficiência nutricional mais prevalente. Ela está altamente associada à pobreza. As pessoas dos grupos socioeconómicos mais baixos têm o dobro do risco do que as pessoas da classe média ou alta. Entre os americanos com anemia por deficiência de ferro, as crianças pequenas têm o risco mais elevado, seguidas das mulheres na pré-menopausa. Os homens adolescentes e adultos e as mulheres pós-menopáusicas têm o risco mais baixo. Os homens, de facto, correm o risco de sobrecarga de ferro, provavelmente devido à sua maior ingestão de carne e à sua reduzida perda de ferro.

Factores de risco gerais para a anemia em:

1.3.1   Bebés e crianças.

Cerca de 20% das crianças americanas e 80% das crianças dos países em desenvolvimento tornam-se anémicas em algum momento da infância e da adolescência. A deficiência de ferro é a causa mais comum nas crianças, mas outras formas de anemia, incluindo doenças sanguíneas hereditárias, também podem causar anemia nesta população. As crianças hispano-americanas têm o dobro das taxas de deficiência de ferro do que as crianças afro-americanas e caucasianas. A deficiência de ferro afecta cerca de 9% das crianças com menos de 2 anos. As crianças de famílias com rendimentos mais baixos correm um risco maior do que as de famílias com rendimentos mais elevados. No entanto, as crianças de qualquer grupo económico podem desenvolver deficiência de ferro. Os bebés do sexo masculino podem ter um risco 10 vezes maior do que os bebés do sexo feminino. Em geral, os bebés nascidos a termo e amamentados têm reservas de ferro suficientes para os primeiros 6 meses de vida. Depois disso, têm de recorrer a outras fontes de ferro. A anemia por deficiência de ferro em bebés e crianças pequenas pode ser devida a um ou mais dos seguintes factores

•   Parar de amamentar demasiado cedo ou utilizar um leite em pó que não seja enriquecido com ferro.

•   Alimentação a biberão durante demasiado tempo. Estudos indicam que quanto mais tempo as crianças são alimentadas a biberão, maior é o risco de deficiência de ferro e anemia.

•   As crianças com 12 meses ou mais não devem beber mais de 2 chávenas de leite por dia. O leite de vaca é bom para as crianças, mas não contém ferro suficiente. Demasiado leite pode diminuir o apetite das crianças e impedi-las de comer os alimentos ricos em ferro de que necessitam.

•   Aos 12 meses de idade, todas as crianças devem utilizar um copo em vez de um biberão.

•   Os pais devem certificar-se de que os seus filhos comem alimentos ricos em ferro, como feijão, carne, cereais fortificados, ovos e vegetais de folha verde.

1.3.2   Mulheres na pré-menuação

Até 10% ou mais das mulheres adolescentes e adultas com menos de 49 anos têm deficiência de ferro. As mulheres hispano-americanas e afro-americanas têm o dobro da prevalência de anemia em comparação com as mulheres caucasianas. O risco de anemia em raparigas adolescentes é de cerca de 3%. No entanto, a anemia é geralmente ligeira nas mulheres jovens e é mais provável que ocorra com uma ou mais das seguintes condições:

• Menstruação intensa durante mais de 5 dias

• Hemorragia uterina anormal, por exemplo, devido a miomas

• Gravidez. Cerca de 20% das mulheres nos países industrializados sofrem de deficiência de ferro durante a gravidez. As gravidezes e os partos múltiplos aumentam significativamente o risco.

1.3.3 Outros adultos

Cerca de 10% dos adultos com 65 anos ou mais têm anemia. Nos doentes internados em lares de idosos, cerca de 50% são anémicos. As causas de anemia nos idosos incluem deficiências nutricionais, doença inflamatória crónica e doença renal crónica.

1.3.4 Alcoolismo

As pessoas com alcoolismo correm o risco de sofrer de anemia, tanto por hemorragias internas como por anemias relacionadas com deficiências de folato e vitamina B.

1.3.5 Dietas pobres em ferro

Embora a maioria dos americanos provavelmente consuma demasiado ferro na sua dieta, algumas pessoas podem estar em risco de sofrer de deficiências de ferro relacionadas com a dieta, incluindo:

• Pessoas cuja dieta é rica em alimentos processados e falta e carne.

• Vegetarianos estritos. Os vegetarianos que evitam todos os produtos de origem animal podem ter um risco ligeiramente superior de deficiências de ferro e de algumas vitaminas. Embora os feijões secos e os legumes verdes contenham frequentemente ferro, este é menos facilmente absorvido pelos vegetais do que pela carne. Felizmente, a maioria dos cereais comerciais são fortificados com vitamina B12 e ácido fólico (a forma sintética do folato).

2.6.6 Doenças crónicas ou graves

Qualquer pessoa com uma doença crónica que cause inflamação ou hemorragia corre o risco de sofrer de anemia. A doença crítica na unidade de cuidados intensivos também está altamente associada à anemia.

2.6.7 Exercício excessivo

A prática regular de exercício físico pode causar alguma perda de ferro, que é comparável à da menstruação e raramente preocupante. As escolhas alimentares podem ser responsáveis pela maioria dos casos de anemia desportiva. Exercícios intensos e contínuos, como os praticados por maratonistas, podem causar uma condição chamada anemia desportiva, que pode ser devida a um leve sangramento gastrointestinal, a glóbulos vermelhos danificados, a uma baixa ingestão de ferro ou a uma má absorção intestinal do ferro.

2.6.8   Gravidez

A deficiência de ferro ocorre em 20% das mulheres grávidas nos países desenvolvidos. Pior ainda, 50% ou mais das mulheres em países não industrializados têm deficiência de ferro e 30 a 50% têm deficiência de ácido fólico. A anemia grave está associada a uma maior taxa de mortalidade entre as mulheres grávidas. A anemia ligeira a moderada, no entanto, não representa um risco elevado. A gravidez aumenta o risco de anemia de várias formas:

•   Aumenta a procura de ácido fólico pelo organismo e, por conseguinte, apresenta um risco de deficiências e um risco acrescido de anemia megaloblástica. Níveis baixos de folato durante a gravidez aumentam o risco de defeitos do tubo neural nos recém-nascidos.

•   Aumenta a procura de ferro pelo organismo, o que representa um risco de anemia por deficiência de ferro. As mulheres grávidas ou a amamentar necessitam de 30 mg de ferro por dia. A anemia por deficiência de ferro materna está associada a um aumento do peso ou do tamanho da placenta, uma condição que pode mais tarde representar um risco de tensão arterial elevada na descendência. As mulheres grávidas com níveis baixos de hemoglobina (o componente do sangue que contém ferro) têm um risco elevado de ter bebés prematuros ou com baixo peso à nascença.

•   A gravidez também está associada à retenção de líquidos, que por sua vez pode produzir grandes volumes de plasma (o componente líquido do sangue). Este facto pode diluir os glóbulos vermelhos, o que pode levar à anemia.

•   Durante o parto, hemorragias abundantes ou nascimentos múltiplos podem causar anemia pós-parto, que ocorre em cerca de 10% das mulheres. A anemia pós-parto pode durar de 6 a 12 meses após o parto. (Anemia - factores de risco)

2.7   FISIOPATOLOGIA:

2.7.1   Ferro no nosso corpo:

A carência de ferro é a doença nutricional mais comum em todo o mundo. Segundo a OMS, cerca de 80% da população mundial é anémica devido à deficiência de ferro (Hinzmann, 2003). Entre os vários micronutrientes, o ferro desempenha um papel importante não só na hemoglobina, mas também na produção de energia e no metabolismo oxidativo. A hemoglobina funciona como molécula transportadora de oxigénio, enquanto outras proteínas da cadeia respiratória que contêm ferro e enzimas mitocondriais participam na libertação de energia a partir de moléculas bioquímicas e de outro metabolismo oxidativo. (V.P Choudary, 2010) A transição reversível entre $Fe^2 \equiv$ e $Fe^3 \equiv$ em moléculas bioquímicas como os citocromos pode produzir energia. O ferro está associado à oxidação e à redução, razão pela qual pode ligar-se fortemente às moléculas de oxigénio. Utilizando esta propriedade, a natureza encontrou uma molécula com elevada afinidade para o oxigénio na corrente sanguínea, a hemoglobina, que tem o ferro como molécula central. (Hinzmann, 2003)

2.7.2　Fisiopatologia da anemia por deficiência de ferro:

O ferro está distribuído em pools metabólicos activos e de armazenamento. A quantidade total de ferro no organismo é de cerca de 3,5 g nos homens saudáveis e de 2,5 g nas mulheres; a diferença deve-se aos níveis mais baixos de androgénios nas mulheres, ao tamanho reduzido do corpo e à escassez de ferro armazenado devido à perda de ferro causada pela menstruação e pela gravidez. A distribuição do ferro corporal num homem médio é Hb, 2100 mg; ferritina, 700 mg (nas células e no plasma); hemossiderina, 300 mg (nas células); mioglobina, 200 mg; enzimas tecidulares (heme e não-heme), 150 mg; e compartimento de transporte de ferro, 3 mg. (Alan EL, 2008)

2.7.3　Absorção de ferro:

O ferro faz parte da nossa alimentação diária, mas nem todas as formas de ferro são absorvidas. Cerca de 90% do ferro ingerido na dieta é ferro não-heme, principalmente sob a forma de sais presentes em plantas e produtos lácteos. O ferro não-heme é absorvido O ferro é solubilizado antes da absorção, o que

requerem um pH ácido no estômago e a absorção ocorre no duodeno. Apenas o $Fe^2 \equiv$ é absorvido.

2.7.3.1　Mecanismo:

O ferro húmido $Fe^\wedge$ é absorvido como metaloporfirina intacta. Mas o ferro ionizado é absorvido com a ajuda de várias proteínas. Uma enzima, a ferriredutase, reduz o $Fe^3 \equiv$ a $Fe^\wedge$, que é depois transportado para o interior da célula da mucosa por bombas especiais denominadas transportador de metais divalentes 1 (DMT1). O ferro é armazenado sob a forma de ferritina ou pode também ser guiado através da célula com a ajuda da mobilferrina ou de outras proteínas, em direção à superfície basolateral da célula, onde o $Fe^\wedge$ é re-oxidado a $Fe3 \equiv$ hefestina que forma um complexo com outra proteína chamada IREG (ferroportina MTP1), transportando o $Fe3 \equiv$ através da membrana celular para o plasma onde é imediatamente ligado à transferrina que transporta o ferro para os depósitos de ferro ou para os órgãos que necessitam de ferro. A transferrina liga-se ao recetor da transferrina, ocorre a endocitose mediada pelo recetor, o ferro é libertado na célula e o recetor é reciclado para a superfície. A medula óssea é o tecido com maior necessidade de ferro, onde este é incorporado na hemoglobina. Depois de 120 dias de vida, os eritrócitos são eliminados pelos macrófagos no baço e a hemoglobina é decomposta em aminoácidos, bilirrubina e ferro, sendo o ferro depois realimentado no plasma. (Rolf, H 2003) ceruloplasmina transferrina

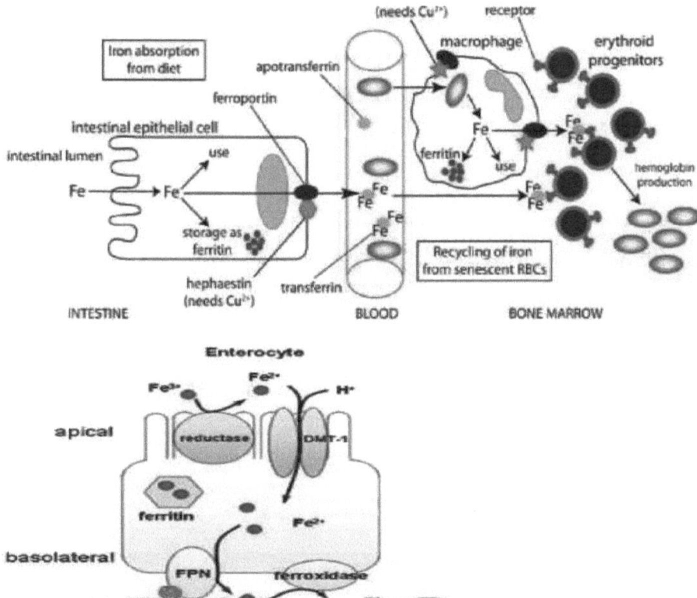

2.7.4 Transporte e utilização do ferro:

O ferro das células da mucosa intestinal é transferido para a transferrina e para a hemossiderina. Estas são proteínas de transporte de ferro sintetizadas no fígado. Estas proteínas transportam o ferro das células intestinais e dos macrófagos para os eritroblastos, as células da placenta e as células do fígado. Para a síntese do heme, o ferro é transportado para as mitocôndrias dos eritroblastos, que inserem o ferro na protoporfirina para que esta se transforme em heme. A transferrina é extrudida para ser reutilizada. A síntese da transferrina aumenta com a deficiência de ferro, mas diminui com qualquer tipo de doença crónica. (Alan EL, 2008)

2.7.5 Armazenamento e reciclagem de ferro:

O ferro que não é utilizado para a eritropoiese é transferido pela transferrina para o reservatório de armazenamento; o ferro é armazenado sob duas formas, ferritina e hemossiderina. A proteína mais importante é a ferritina (um grupo heterogéneo de proteínas), que é uma fração de armazenamento ativa e solúvel localizada nas células do fígado, na medula óssea e no baço (nos macrófagos), nas hemácias e no soro. O ferro armazenado na ferritina está prontamente disponível para as necessidades do organismo. O segundo reservatório de ferro está na hemossiderina, que é relativamente insolúvel e é armazenada principalmente no fígado (nas células de Kupffer) e na medula óssea (nos macrófagos). Devido à absorção limitada de ferro, o organismo conserva e recicla o ferro. A transferrina capta e recicla o ferro disponível nas hemácias envelhecidas submetidas a fagocitose por fagócitos mononucleares. Esse mecanismo fornece cerca de 97% das necessidades diárias de ferro (cerca de 25 mg de ferro). Com o envelhecimento, as reservas de ferro tendem a aumentar devido à baixa taxa de eliminação do ferro.

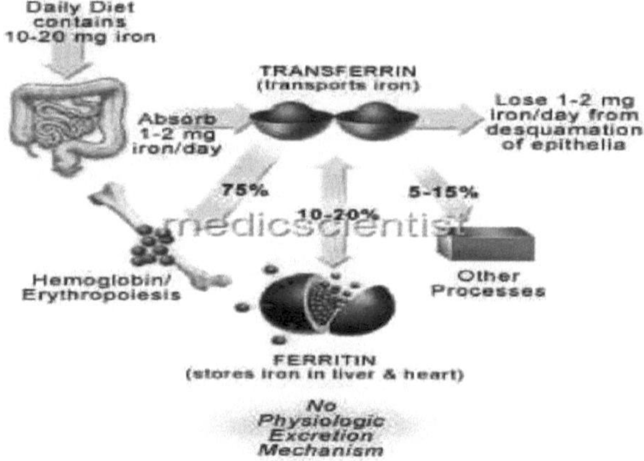

2.7.6   Homeostase do ferro:

A homeostase do ferro no nosso organismo é controlada por mecanismos muito complexos e os seus principais componentes incluem

1)   Atividade eritropoiética

2)   Hipóxia

3)   Armazéns de ferro

4)   Inflamação

Todos estes componentes actuam através da mesma via da hapcidina. (Choudhry, VP 2012)

O aumento da eritropoiese e a hipoxia diminuem a produção de hapcidina pelo fígado, o que resulta numa maior absorção de ferro pelos enterócitos e na libertação de ferro das reservas através do aumento da expressão da ferroportina.

Em contrapartida, a inflamação e o aumento das reservas de ferro reduzem a produção de hapcidina pelo fígado, o que provoca a internalização e a degradação da ferroportina pelas células alvo, levando à diminuição ou à inibição completa da absorção de ferro pelos enterócitos e à libertação de ferro pelos macrófagos e outras células.

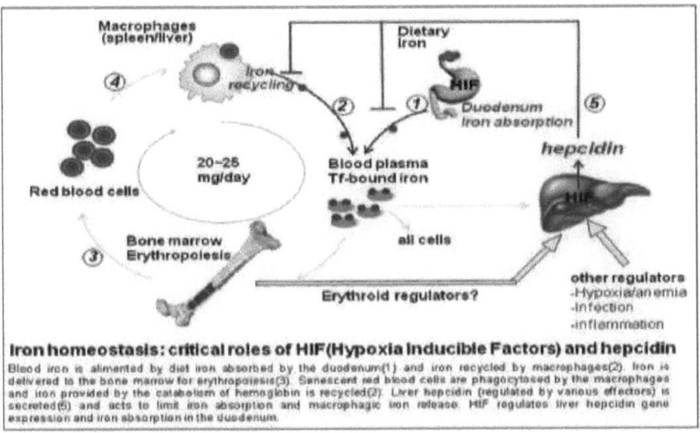

Iron homeostasis: critical roles of HIF (Hypoxia Inducible Factors) and hepcidin

Blood iron is alimented by diet iron absorbed by the duodenum(1) and iron recycled by macrophages(2). Iron is delivered to the bone marrow for erythropoiesis(3). Senescent red blood cells are phagocytosed by the macrophages and iron provided by the catabolism of hemoglobin is recycled(2). Liver hepcidin (regulated by various effectors) is secreted(5) and acts to limit iron absorption and macrophagic iron release. HIF regulates liver hepcidin gene expression and iron absorption in the duodenum.

A homeostase anormal, como na anemia por deficiência de ferro, resulta da desregulação da produção de hapcidina. (Choudry, VP 2012)

2.8 SINAIS E SINTOMAS:-

A anemia por carência de ferro caracteriza-se por palidez (redução da oxihemoglobina na pele ou nas mucosas), fadiga e fraqueza. Como tende a desenvolver-se lentamente, ocorre uma adaptação e a doença passa muitas vezes despercebida durante algum tempo. Em casos graves, pode ocorrer dispneia (dificuldade em respirar). Podem surgir desejos obsessivos e invulgares de comer, conhecidos como pica. A pagofagia ou pica por gelo é um sintoma muito específico e pode desaparecer com a correção da anemia por deficiência de ferro. A perda de cabelo e as tonturas também podem estar associadas à anemia por deficiência de ferro.

2.8.1 Outros sintomas e sinais de anemia por deficiência de ferro incluem:

Ansiedade, muitas vezes resultando em compulsões e obsessões do tipo TOC ,Irritabilidade ou sensação de abatimento ,Angina, Prisão de ventre ,Sonolência ,Zumbido, Úlceras na boca, Palpitações, Queda de cabelo, Desmaio ou sensação de desmaio, Depressão, Falta de ar ao esforço ,Contração muscular, Formigueiro, dormência ou sensação de queimadura, Ciclo menstrual falhado, Período menstrual intenso, Desenvolvimento social lento, Glossite (inflamação ou infeção da língua), Queilite angular (lesões inflamatórias nos cantos da boca), Coiloníquia (unhas em forma de colher) ou unhas fracas ou quebradiças, Falta de apetite ,Prurido (comichão) ,Disfagia devido à formação de teias esofágicas (síndrome de Plummer-vinson), Síndrome das pernas inquietas

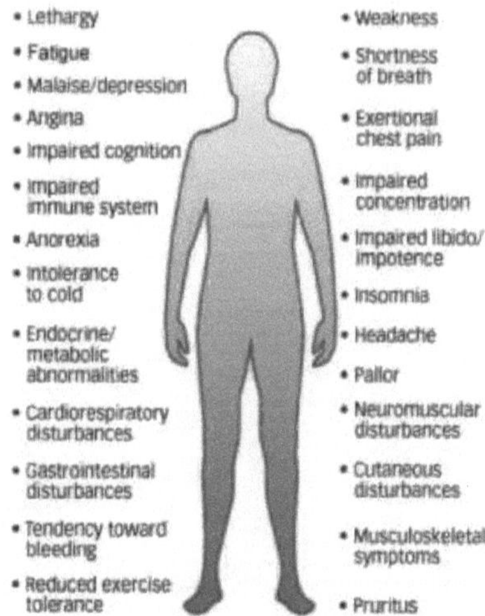

2.9 PROGNÓSTICO:

A anemia por deficiência de ferro é uma doença de fácil tratamento com um excelente resultado; no entanto, pode ser causada por uma doença subjacente com um mau prognóstico, como uma neoplasia. Da mesma forma, o prognóstico pode ser alterado por uma condição co-mórbida, como a doença arterial coronária. Tratar prontamente e de forma adequada um doente com anemia por deficiência de ferro que apresente sintomas de tais condições mórbidas. A anemia crónica por deficiência de ferro raramente é uma causa direta de morte; no entanto, a anemia por deficiência de ferro moderada ou grave pode produzir hipóxia suficiente para agravar as perturbações pulmonares e cardiovasculares subjacentes. Foram observadas mortes por hipóxia em pacientes que recusam transfusões de sangue por motivos religiosos. Obviamente, com uma hemorragia rápida, os doentes podem morrer de hipoxia relacionada com a anemia pós-hemorrágica. Enquanto vários sintomas, como a mastigação de gelo e cãibras nas pernas, ocorrem com a deficiência de ferro, a principal debilidade da deficiência de ferro moderadamente grave é a fadiga e a disfunção muscular que prejudicam o desempenho do trabalho muscular. Nas crianças, a taxa de crescimento pode ser abrandada e é registada uma diminuição da capacidade de aprendizagem. Nas crianças pequenas, a anemia por deficiência de ferro grave está associada a um quociente de inteligência (QI) mais baixo, a uma diminuição da capacidade de aprendizagem e a uma taxa de crescimento abaixo do ideal. (James L H, 1994)

2.10   TESTES E DIAGNÓSTICO:

Para diagnosticar a anemia por deficiência de ferro, são efectuados os seguintes exames.

2.10.1   Hemograma completo (CBC)

2.10.2   Teste do ferro

2.10.3   Contagem de reticulócitos

2.10.4   Teste de ferritina no sangue

Iremos discutir este assunto um a um.

2.10.5   HEMOGRAMA COMPLETO:

O hemograma completo fornece todas as informações sobre os tipos e números de células no sangue, especialmente glóbulos vermelhos, glóbulos brancos e plaquetas. O número de glóbulos brancos é por vezes utilizado para detetar qualquer infeção ou para ver como o corpo está a lidar com o tratamento do cancro.

2.10.5.1   Tipos de glóbulos brancos (diferencial de leucócitos):

Os leucócitos incluem neutrófilos, basófilos, eosinófilos, linfócitos e monócitos. Os neutrófilos imaturos, também chamados neutrófilos em banda, também fazem parte deste exame. Os diferentes tipos de leucócitos podem ajudar a detetar infecções, reacções alérgicas ou tóxicas a medicamentos ou produtos químicos e muitas outras doenças, como leucemia.

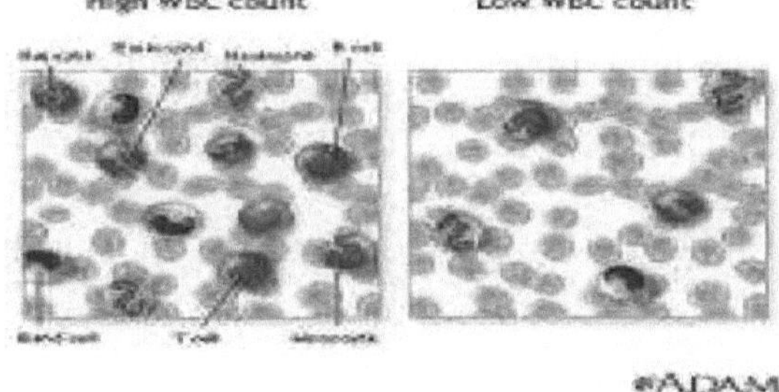

2.10.5.2 Contagem de glóbulos vermelhos (RBCs):

Os glóbulos vermelhos transportam o oxigénio dos pulmões para o resto do corpo. Também transportam dióxido de carbono de volta para os pulmões para ser expirado. A contagem de hemácias ajuda a detetar anemia (diminuição das hemácias) e policitemia (aumento das hemácias).

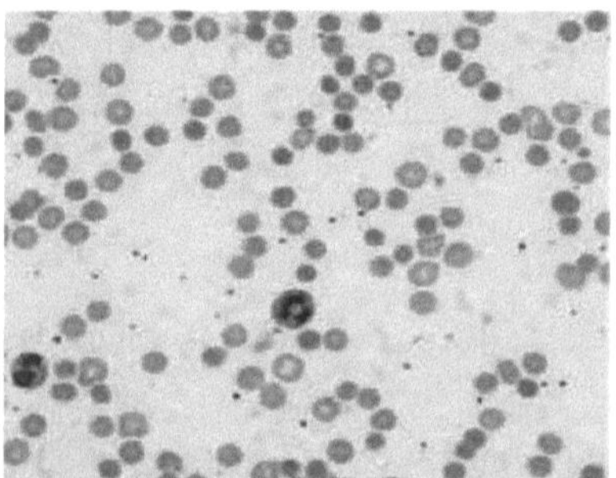

2.10.5.3 Hematócrito (HCT, volume de células compactadas, PVC):

Este teste mede a quantidade de espaço (volume) que os glóbulos vermelhos ocupam no sangue. O valor é dado como uma percentagem de glóbulos vermelhos num volume de sangue. Por exemplo, um hematócrito de 38 significa que 38% do volume de sangue é constituído por glóbulos vermelhos. Os valores do hematócrito e da hemoglobina são os dois exames principais que mostram se há anemia ou policitemia.

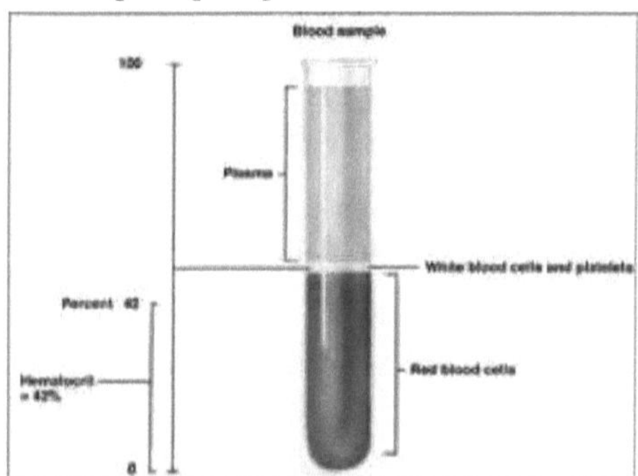

2.10.5.4 Hemoglobina (Hb):

A molécula de hemoglobina é uma proteína que preenche os glóbulos vermelhos do sangue. Transporta oxigénio e dá à célula sanguínea a sua cor vermelha. A análise da hemoglobina é uma boa medida da capacidade do sangue para transportar oxigénio por todo o corpo.

2.10.5.5 Índices de glóbulos vermelhos:

Há três índices de hemácias: hemoglobina corpuscular média (HCM), volume corpuscular médio (VCM) e concentração de hemoglobina corpuscular média (CHCM). O VCM indica o tamanho dos glóbulos vermelhos. O valor MCH é a quantidade de hemoglobina num glóbulo vermelho médio. A MCHC mede a concentração de hemoglobina num glóbulo vermelho médio. Estes valores ajudam a detetar diferentes tipos de anemia. Também pode ser medida a largura de distribuição das hemácias (RDW), que mostra se as células são todas iguais ou de tamanhos ou formas diferentes.

2.10.5.6   Contagem de plaquetas (trombócitos):

As plaquetas (trombócitos) são as células mais pequenas do sangue. Têm um papel fundamental na coagulação do sangue. Quando ocorre uma hemorragia, as plaquetas incham, juntam-se e formam um tampão pegajoso que ajuda a parar a hemorragia. Se o número de plaquetas for inferior, pode ocorrer uma hemorragia descontrolada. Um maior número de plaquetas causa o endurecimento das artérias, também chamado de aterosclerose.

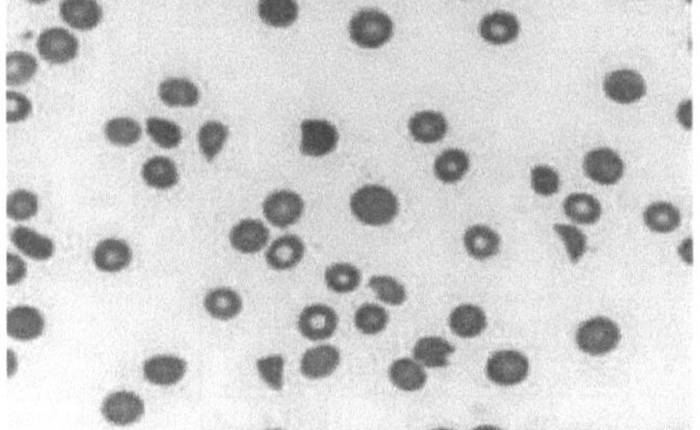

2.10.5.7   Volume plaquetário médio (VPM):

O volume plaquetário médio mede a quantidade (volume) média de plaquetas. O volume plaquetário médio é utilizado juntamente com a contagem de plaquetas para diagnosticar algumas outras doenças. Se a contagem de plaquetas for normal, o volume médio de plaquetas pode ser demasiado alto ou demasiado baixo.

2.10.5.8   Como é efectuado este teste:

Colher uma amostra de sangue de uma veia humana, fazer um esfregaço numa lâmina de vidro e verificar ao microscópio. A punção da veia pode provocar hematomas nesse local. A pressão exercida no local de punção da veia pode reduzir este efeito.

2.10.5.9   Resultado:

Depois de efetuar esta análise, é possível determinar a contagem total de células sanguíneas. Isto ajuda a diagnosticar a fadiga, a fraqueza, a anemia e as infecções, etc.

2.10.5.10 Valores normais das células sanguíneas:
Contagem de glóbulos brancos (WBC, leucócitos)

Homens e mulheres não grávidas Sangue branco c	5.000-10.000 leucócitos por milímetro cúbico (mm3) ou 5,0-10,0 x 109 leucócitos por litro (L) **Tipos de células (diferencial de leucócitos)**
Neutrófilos	50%
Banda de neutrófilos	3%-6%
Linfócitos	25%-40%
Monócitos	3%-7%
Eosinófilos	0%-3%
Basófilos Células vermelhas do sangue	0%-1% l (hemácias)
Homens	4,5-5,5 milhões de hemácias por microlitro (mcL) ou 4,5-5,5 x 10^{12} /litro (L)
Mulheres	4,0-5,0 milhões de hemácias por mcL ou 4,0-5,0 x 1012/L
Crianças	3,8-6,0 milhões de hemácias por mcL ou 3,8-6,0 x 1012/L
Recém-nascido	4,1-6,1 milhões de hemácias por mcL ou 4,1-6,1 x 1012/L

Hematócrito (HCT)

Homens	42%-52% ou 0,42-0,52 de fração volumétrica
Mulheres	36%-48% ou 0,36-0,48 de fração volumétrica
Crianças	29%-59% ou 0,29-0,59 de fração volumétrica
Recém-nascidos	44%-64% ou 0,44-0,64 de fração volumétrica

Hemoglobina (Hgb)

Homens	14-17,4 gramas por decilitro (g/dL) ou 140-174 gramas por litro (g/L)
Mulheres	12-16 g/dL ou 120-160 g/L
Crianças	9,5-20,5 g/dL ou 95-205 g/L
Recém-nascido	14,5-24,5 g/dL ou 145-245 g/L

Em geral, um nível normal de hemoglobina é cerca de um terço do valor do hematócrito.

Índices de glóbulos vermelhos

Volume corpuscular médio (VCM)	82-98 milímetros cúbicos ($mm3$) ou 82-98 femtolitros (fL)
Hemoglobina corpuscular média (HCM)	26-34 picogramas (pg) ou 0,40 0,53 femtomoles (fmol)
Concentração média de hemoglobina corpuscular (MCHC)	32-36 gramas por decilitro (g/dL) ou 320-360 gramas por litro (g/L)

Largura de distribuição dos glóbulos vermelhos (RDW)

Normal	11.5%-14.5%

Contagem de plaquetas (trombócitos)

Adultos	140.000-400.000 plaquetas por mm3 ou 140-400 x 10 /L[9]
Crianças	150.000-450.000 plaquetas por mm 3 ou 150-450 x 109/L

Volume plaquetário médio (VPM)

Adultos	7,4-10,4 mcm3 ou 7,4-10,4 fL
Crianças	7,4-10,4 mcm3 ou 7,4-10,4 fL

Esfregaço de sangue

Normal	As células sanguíneas são normais em forma, tamanho, cor e número.

2.10.1.11Razões   para valores elevados:

2.10.1.11.1   Glóbulos vermelhos (RBC)

As condições que causam valores elevados de hemácias incluem exposição a CO2, tabagismo, doença renal, doença pulmonar prolongada, alguns tipos de cancro, alcoolismo, doença hepática, doenças cardíacas, policitemia Vera ou uma doença rara da hemoglobina que liga fortemente o oxigénio. Estas condições incluem desidratação, diarreia, vómitos, queimaduras graves, transpiração excessiva e utilização de diuréticos. Quando há menos líquido no corpo, as hemácias parecem ter um volume alto, o que é chamado policitemia espúria.

2.10.1.11.2   Glóbulos brancos (WBC, leucócitos)

As causas de valores elevados de leucócitos incluem inflamação, infeção, lesão de tecidos do corpo (como ataque cardíaco), stress físico ou emocional grave (como ferimentos, febre ou cirurgia), lúpus, insuficiência renal, tuberculose, desnutrição, artrite, leucemia e doenças como o cancro. O uso de corticosteróides, glândulas supra-renais hipoactivas, problemas da glândula tiroide, certos medicamentos ou a remoção do baço também podem causar valores elevados de leucócitos.

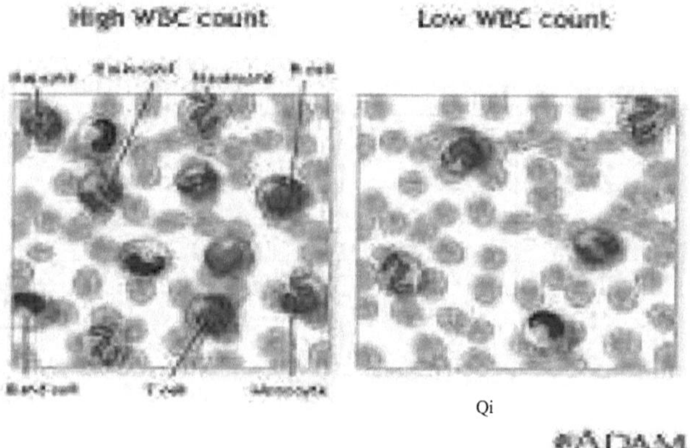

2.10.5.10.1   Plaquetas

Valores elevados de plaquetas podem ser observados em caso de deficiência de ferro, hemorragia, cancro ou problemas na medula óssea.

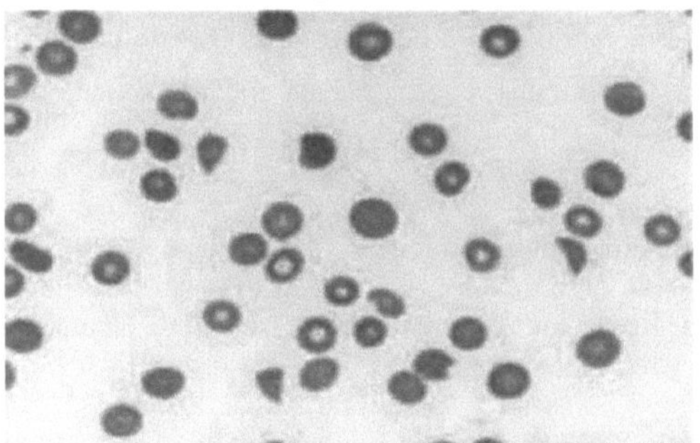

2.10.5.12   RAZÕES PARA VALORES BAIXOS:

2.10.5.12.1   Glóbulos vermelhos (RBC)

A anemia diminui os valores de hemácias. A anemia pode ser causada por hemorragia menstrual intensa, úlcera do cólon, úlcera do estômago, doença inflamatória intestinal, alguns tumores, talassemia, doença de Addison, doença falciforme, envenenamento por chumbo ou reacções a alguns produtos químicos e medicamentos. O valor das hemácias também pode ser baixo se o baço foi retirado. A falta de vitamina B12 também pode causar anemia, como a anemia perniciosa, que é um problema de absorção de vitamina B12.

2.10.5.12.2   Glóbulos brancos (WBC, leucócitos)

As doenças que podem diminuir os valores de leucócitos incluem quimioterapia e reacções a outros medicamentos, malária, infecções virais, anemia aplástica, alcoolismo, lúpus, SIDA e síndrome de Cushing. O aumento do baço também pode diminuir a contagem de leucócitos.

2.10.5.12.3   Plaquetas

Valores baixos de plaquetas podem ocorrer na púrpura trombocitopénica idiopática (PTI) ou na gravidez e noutras doenças que destroem as plaquetas. Um baço grande pode diminuir a contagem de plaquetas.

2.10.5.13   Algumas considerações importantes sobre o teste:

A toma de medicamentos como antibióticos, esteróides, quimioterapia, diuréticos tiazídicos e quinidina pode afetar os valores normais do hemograma porque diminui a contagem de plaquetas. Do mesmo modo, as gorduras provocam valores de hemoglobina falsamente elevados. Baço aumentado pode causar diminuição da contagem de plaquetas e de leucócitos. Gravidez causa baixa contagem de hemácias. A aglutinação de plaquetas provoca uma contagem de plaquetas falsamente baixa, o que constitui outro obstáculo à obtenção de resultados corretos.

2.10.6   TESTE DE FERRO:

O ferro é um mineral necessário para a hemoglobina, uma proteína que transporta o oxigénio para todas as partes do corpo. Também é necessário para a energia, o bom funcionamento dos órgãos e dos músculos. Cerca de 70% do ferro está ligado à hemoglobina. O resto do ferro está ligado a outras proteínas (transferrina no sangue e ferritina na medula óssea) ou armazenado noutros tecidos do corpo.

O teste do ferro verifica a:

- Quantidade de ferro ligado à transferrina no sangue (soro).

- Quantidade de ferro necessária para se ligar a toda a transferrina. Esse valor é chamado capacidade total de ligação de ferro (TIBC).

- Percentagem de transferrina com ferro ligado a ela. Este valor é designado por saturação da transferrina.

2.10.2.1   Porque é que é feito

A análise do ferro é efectuada para:

- Para verificar a anemia por deficiência de ferro.

- Para verificar se existe uma doença chamada hemocromatose.

- Para verificar o estado nutricional.

- Para verificar se o tratamento nutricional e com ferro está a funcionar.

2.10.2.2   Como é efectuado este teste:

Não tomar suplementos de ferro antes de efetuar uma dosagem de ferro. O nível de ferro vai-se alterando ao longo do dia, pelo que é melhor fazer a análise de manhã, quando o nível de ferro é mais elevado. Colher uma amostra de sangue de uma veia do braço e efetuar a análise. Pode haver nódoas negras no local da injeção, que podem ser reduzidas fazendo pressão nesse local.

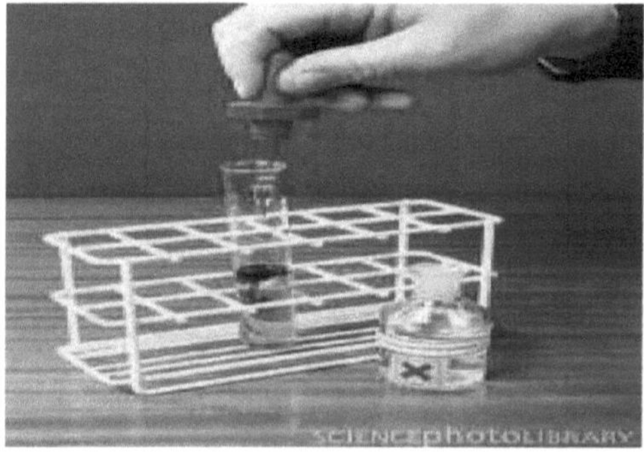

2.10.2.3   Resultado:

Após a realização do teste, é possível determinar a forma como o ferro é metabolizado no organismo.

2.10.2.4   Valores normais:

Ferro sérico

Homens	70-175 microgramas por decilitro (mcg/dL) ou 12,5-31,3 micromoles por litro (mcmol/L)
Mulheres	50-150 mcg/dL ou 8,9-26,8 mcmol/L
Crianças	50-120 mcg/dL ou 9,0-21,5 mcmol/L

Capacidade total de ligação do ferro (TIBC)

Homens e mulheres	250-450 mcg/dL ou 45-76 mcmol/L

Saturação da transferrina

Homens	10%-50%
Mulheres	15%-50%

2.10.2.5   Valores altos e baixos:

Os valores do ferro sérico, da transferrina e da capacidade total de ligação do ferro (TIBC) são usados para diagnosticar anemia por deficiência de ferro e hemocromatose. Outras condições que afetam os níveis de ferro, de capacidade total de ligação do ferro e de saturação da transferrina incluem

Anemia hemolítica em que os níveis de hemoglobina diminuem, mas os níveis de ferro são frequentemente normais. A talassemia é hereditária. Os níveis de ferro são frequentemente normais, mas os níveis de ferritina podem ser elevados se a pessoa tiver recebido muitas transfusões de sangue. Cirrose, envenenamento por chumbo, artrite reumatoide, uso excessivo de suplementos de ferro, hemorragias, insuficiência renal e infecções graves também afectam. Na ADF, os níveis de ferro são baixos, a saturação da transferrina é alta e o nível de ferritina é baixo.

2.10.2.6   Algumas considerações importantes sobre o teste:

Seguem-se alguns obstáculos a este teste:

•   Alguns medicamentos como o cloranfenicol, contraceptivos, corticotrofina, estrogénio, suplementos de ferro.

•   Remédios caseiros e suplementos de vitamina B12.

•   Privação de sono, muito stress e transfusões de sangue.

1.1.3   3 CONTAGEM DE RETICULÓCITOS:

A contagem de reticulócitos é uma análise ao sangue que mede a rapidez com que os glóbulos vermelhos, também chamados reticulócitos, são produzidos pela medula óssea e libertados no sangue. Os reticulócitos estão no sangue durante cerca de dois dias antes de se transformarem em glóbulos vermelhos maduros. Normalmente, 1% ou 2% dos glóbulos vermelhos no sangue são reticulócitos. Os reticulócitos aumentam em caso de perda de sangue ou de anemia hemolítica.

1.1.3.1   1 Porque é que é feito

Este teste é efectuado para:

- Verificar se a anemia é causada por menos hemácias ou por uma perda maior.
- Para verificar o funcionamento da medula óssea na produção de hemácias.
- Verificar se o tratamento da anemia foi bem sucedido ou não.

1.1.3.2   2 Como é efectuado este teste:

Colher uma amostra de sangue de uma veia do braço e efetuar o teste. Pode haver nódoas negras no local da injeção que podem ser reduzidas aplicando pressão nesse local.

1.1.3.3   3 Resultado:

Após a realização deste teste, é possível determinar o número de reticulócitos produzidos pela medula óssea.

1.1.3.4   4 Gamas normais:

Contagem de reticulócitos

Adultos	0.5%-1.5%
Recém-nascidos	3%-6%

1.1.3.5   5 Valores elevados

Valores elevados indicam muitas hemorragias, altitude elevada ou anemia. Essas condições causam hemólise.

1.1.3.6   6 Valores baixos

Uma contagem baixa de reticulócitos pode ser causada por anemia aplástica, anemia por deficiência de ferro, exposição a radiações, infeção crónica de longa duração ou medicamentos que danificam a medula óssea.

1.1.3.7   7 Algumas considerações importantes sobre o teste:

Os seguintes motivos podem não favorecer os resultados dos testes:

- Medicamentos que são utilizados para febres, artrite reumatoide, malária, doença de Parkinson e quimioterapia para o cancro.
- Radioterapia.
- Antibióticos de sulfonamida (como Septra).
- Gravidez e transfusões de sangue.

1.1.4   4 ANÁLISE DE FERRITINA NO SANGUE:

A ferritina é uma proteína que se liga ao ferro. Encontra-se no fígado, baço, músculos esqueléticos e medula óssea. Apenas uma pequena quantidade é encontrada no sangue. A dosagem de ferritina no sangue verifica a quantidade de ferritina no sangue.

1.1.4.1   1 Porque é que é feito

É efectuada uma análise ao sangue para verificar a ferritina:

- Anemia por deficiência de ferro.

- Inflamação.

- Hemocromatose

- Resposta ao tratamento.

1.1.4.2   2 Como é efectuado este teste:

Retirar uma amostra de sangue de uma veia do braço e efetuar o teste. Pode haver nódoas negras no local da injeção que podem ser reduzidas aplicando pressão nesse local.

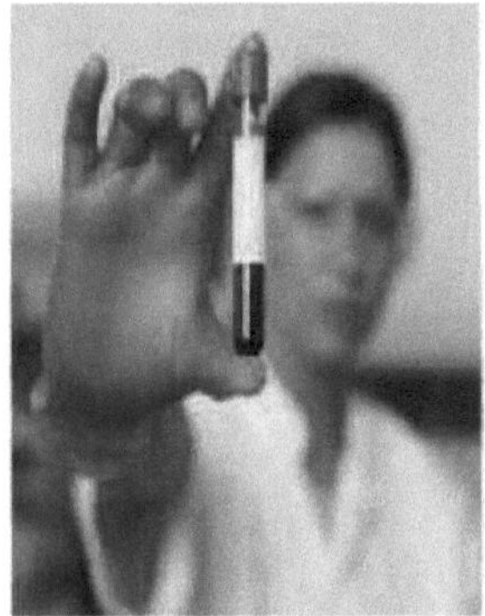

1.1.4.3   3 Resultados

A análise de ferritina no sangue verifica a quantidade de ferritina no sangue.

1.1.4.4   4 Valores normais:

Ferritina

Homens	18-270 nanogramas por mililitro (ng/mL) ou 18270 microgramas por litro (mcg/L)
Mulheres	18-160 ng/mL ou 18-160 mcg/L
Crianças de 6 meses a 15 anos	7-140 ng/mL ou 7-140 mcg/L
Bebés de 1 a 5 meses	50-200 ng/mL ou 50-200 mcg/L
Recém-nascidos	25-200 ng/mL ou 25-200 mcg/L

1.1.4.5   5 Valores elevados

Níveis altos de ferritina (maiores que 1.000 ng/mL) significam hemocromatose. Alcoolismo, talassemia, alguns tipos de anemia e transfusões de sangue também podem causar hemocromatose. Níveis elevados de ferritina também podem ser causados por doença hepática, leucemia, doença de Hodgkin, infeção, doenças inflamatórias ou uma dieta rica em ferro.

1.1.4.6   6 Valores baixos

Níveis baixos de ferritina significam frequentemente uma deficiência de ferro. Isso pode ser devido a perda crónica de sangue devido a hemorragias menstruais, gravidez, falta de ferro na dieta ou hemorragia no trato intestinal (devido a úlceras, pólipos do cólon, cancro do cólon, hemorróidas ou outras doenças).

(Testes e diagnóstico da anemia por deficiência de ferro, 2011)

2.11 FASES DA ANEMIA POR DEFICIÊNCIA DE FERRO:

Os resultados das análises laboratoriais ajudam a determinar as fases da anemia por deficiência de ferro.

2.11.1 Fase 1

Esta fase é caracterizada pela diminuição das reservas de ferro na medula óssea; a Hb e o ferro sérico permanecem normais, mas o nível de ferritina sérica desce para < 20 ng/mL. O aumento compensatório da absorção de ferro provoca um aumento da capacidade de ligação do ferro (nível de transferrina).

2.11.2 Fase 2

Nesta fase, a eritropoiese está comprometida. Embora o nível de transferrina esteja aumentado, o nível de ferro sérico diminui; a saturação da transferrina diminui. A eritropoiese é prejudicada quando o ferro sérico cai para < 50 µg/dL (< 9 µmol/L) e a saturação da transferrina para < 16%. O nível do recetor de ferritina sérica aumenta (> 8,5 mg / L).

2.11.3 Fase 3

Desenvolve-se uma anemia com hemácias e índices de aparência normal.

2.11.4 Fase 4

Desenvolve-se microcitose e depois hipocromia.

2.11.5 Fase 5

A deficiência de ferro afecta os tecidos, dando origem a sintomas e sinais.

(Alan EL, 2008)

2.12 TRATAMENTO DA IDA:

2.12.1 TRATAMENTO ORAL:

A suplementação oral com ferro é o tratamento de primeira linha para a ADF. A preparação de ferro selecionada deve basear-se no custo, na eficácia e no perfil de efeitos secundários. A dose diária recomendada para o tratamento da ADF em adultos é de 150-200 mg por dia de ferro elementar. As formulações de ferro atualmente disponíveis estão descritas no quadro seguinte. No entanto, as formulações mais recomendadas são o fumarato ferroso, o sulfato ferroso e o gluconato ferroso devido ao seu preço e tolerabilidade. Há considerações dietéticas, bem como considerações sobre a formulação, que devem ser tidas em conta quando se recomenda a suplementação oral de ferro e se aconselha o doente. Quando se administra ferro por via oral, é melhor fazê-lo com o estômago vazio, uma vez que os sais de ferro se ligam aos alimentos no estômago e prejudicam a absorção; além disso, o ferro é melhor absorvido num ambiente ácido. O ferro deve ser separado 2-4 horas de uma refeição, especialmente das refeições ricas em fibras como os cereais, quaisquer antiácidos, café, chá ou leite, bem como antibióticos quinolónicos. (Alleyne M et al. 2008) Quando o ferro é ingerido, é absorvido no duodeno e no jejuno proximal, pelo que as formulações de ferro com revestimento entérico podem não estar disponíveis para absorção até mais abaixo no trato gastrointestinal. Se um doente estiver a ter desconforto gastrointestinal secundário à suplementação oral de ferro, pode ser melhor administrar com uma refeição ou um pequeno lanche. Isto pode diminuir a absorção, mas, pelo menos, não passará completamente ao lado do local de absorção, como acontece com as formulações com revestimento entérico. (Alleyne M et al. 2008) Os doentes devem ser aconselhados a esperar uma melhoria da sensação de bem-estar nos primeiros dias de tratamento. Após

Ao iniciar a suplementação oral de ferro, a reticulocitose atingirá o pico em 7-10 dias em doentes com anemia moderada a grave. Com anemia ligeira, pode observar-se pouco ou nenhum pico de reticulocitose. Após cerca de 1-2 semanas, os níveis de hemoglobina começam a subir. Espera-se que a hemoglobina aumente 2 g/dL ao longo de 3 semanas após o início da terapêutica. O objetivo é diminuir o défice de ferro em 50% em 1 mês, e em 6-8 semanas a hemoglobina deve voltar ao normal.

Produtos comercializados para a IDA

Formulações	Nome comercial	Ferro elementar%	Forma de dosagem
Ferro carbonílico	Feosol com Carboynl Iron®, Ferracap®, Ferralet 90®, Icar®, Iron Chews®	100	Comprimidos, mastigáveis comprimidos, suspensão
Citrato férrico de amónio	Citrato de ferro	18	Cápsulas
Bisglicinato ferroso	Ferro Quelatado Bluebonnet Albion®, Aminoácido® Quelato Ferrochel®	20	Cápsulas, comprimidos
Fumarato ferroso	Ferro-Sequels® comprimidos de libertação prolongada, Nephro-Fer®, Ferretts®, Repliva® (contém 2 tipos de ferro)	33	Cápsulas, comprimidos
Gluconato ferroso	Fergon®, Floradix®	12	Comprimidos
Sulfato ferroso	Feosol com sulfato ferroso	20	Solução oral, comprimidos, revestidos por via entérica e comprimidos revestidos por película
Sulfato ferroso, seco	Feratab®, Slow FE®	30	Cápsulas, comprimidos, comprimidos de libertação prolongada
Heme iron polipéptido	Proferrin ES®, Proferrin®, Forte®	100	Cápsulas, comprimidos, comprimidos de libertação prolongada
Complexo polissacárido de ferro	Proferrin ES®, Proferrin®, Forte®	100	Cápsulas, solução, comprimidos revestidos por película

2.12.1.1 Efeitos secundários do tratamento oral:

2.12.1.1.1 Náuseas:

A náusea é o efeito secundário mais comum dos suplementos de ferro, mas depende da dose.
As náuseas e as perturbações gástricas provocadas pelos suplementos de ferro podem também

ser reduzidas se os tomar com alimentos ricos em vitamina C. Não tome suplementos de ferro com chá ou alimentos que contenham quantidades elevadas de cálcio, fitatos (como feijões e cereais integrais) ou ácido oxálico. (Alguns vegetais verdes, como os espinafres, também). Todos estes reduzem a absorção do ferro (Leong K, 2009).

2.12.1.1.2 Prisão de ventre (feosol) e diarreia:

Estes são os efeitos secundários mais comuns que ocorrem devido à utilização de suplementos de ferro. Estes efeitos secundários são temporários e normalmente desaparecem à medida que o corpo se adapta à medicação. (Leong K, 2009). Se for tomado após as refeições, os efeitos secundários diminuem. Também se deve tomar suplementos de ferro com alimentos que contenham um elevado nível de vitamina C. Isto deve-se ao facto de a vitamina C melhorar a absorção do ferro. Os citrinos são também uma boa escolha, mas não tome suplementos de ferro com sumo de laranja que seja rico em cálcio. Porque o cálcio reduz a absorção do ferro. (Leong K, 2009). O doente pode também notar fezes negras, mas não são prejudiciais, mas deve ter cuidado (anemia por deficiência de ferro)

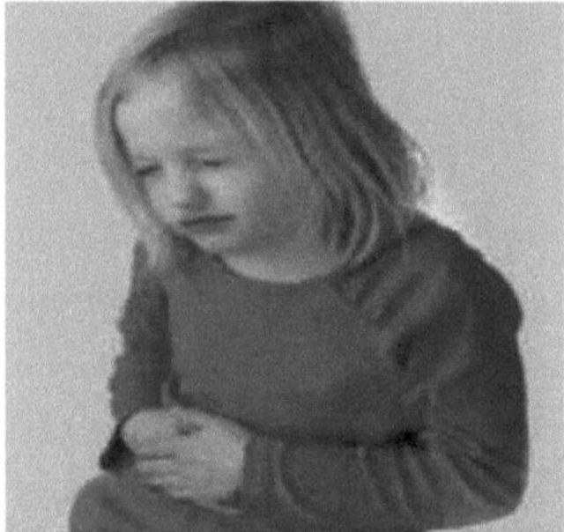

2.12.1.1.3 Desconforto epigástrico:

Este efeito secundário também é possível, mas é raro. Este efeito pode também ser reduzido se os medicamentos forem tomados com alimentos.

2.12.1.1.4 Queimadura do coração:

Os suplementos de ferro também causam queimaduras cardíacas ao perturbar o funcionamento do estômago.

2.12.1.2 Contra-indicações:

Os suplementos de ferro não devem ser administrados em qualquer doença infecciosa, pois podem agravar a situação. A deficiência de ferro protege contra as infecções, criando um ambiente desfavorável ao crescimento bacteriano. A deficiência de ferro pode também levar à redução da resistência a outras estirpes de infeção viral ou bacteriana, como a Salmonella typhimurium e a Entamoeba histolytica. Por isso, a suplementação com ferro não deve ser administrada nas infecções.

2.12.2   TRATAMENTO PARENTÉRICO:

O tratamento com ferro parentérico deve ser considerado quando um doente não consegue obter ferro oral. É interessante notar que a resposta hematológica ao tratamento com ferro parentérico não é mais rápida do que a resposta ao ferro oral (Pritchard JA, Hunt CF, 1958). Outros casos em que o ferro parentérico é a formulação de eleição são os doentes que recebem ESAs, como os doentes com DRC e cancro, porque os ESAs requerem quantidades significativas de ferro para a eritropoiese. Além disso, os doentes em hemodiálise necessitam de quantidades mais elevadas de ferro devido às frequentes perdas de sangue na máquina de diálise e à incapacidade da maioria destes doentes de utilizar ferro oral. (Brugnara C et al. 1993) (Auerbach M et al. 2008) A terapia parentérica com ferro também pode ser necessária em doentes com doença inflamatória intestinal e deficiência de ferro que não toleram a suplementação oral de ferro. Seguem-se as formulações parentéricas de ferro.

- Dextrano de ferro
- Injeção de sacarose de ferro
- Gluconato férrico de sódio
- Ferumoxytol

2.12.2.1   DEXTRAN DE FERRO:

O dextrano de ferro é uma das preparações de ferro injetável mais antigas no mercado. Está aprovado para administração IV ou IM a doentes que falharam ou que não conseguiram tolerar a terapêutica oral com ferro. Cada mililitro contém 50 mg de ferro elementar sob a forma de complexo de ferro dextrano (hidróxido férrico e dextrano). A dose é administrada até 2 ml (fornecida como 50 mg de ferro elementar por ml) numa base diária. A dose diária máxima não deve exceder 2 ml de dextrano de ferro não diluído.27 O dextrano de ferro é administrado por injeção IV lenta a uma velocidade não superior a 1 ml por minuto. Após a injeção, as células do sistema reticuloendotelial dividem o complexo em ferro e dextrano. O dextrano é metabolizado ou excretado e o ferro é imediatamente ligado às proteínas disponíveis para formar formas fisiológicas de ferro como a hemossiderina ou a ferritina e, em menor grau, a transferrina.

2.12.2.1.1   Reacções adversas

Os efeitos adversos da administração de dextrano férrico são muitas vezes retardados 1-2 dias e normalmente desaparecem em 3-4 dias. As reacções adversas notificadas incluem: artralgia, dor nas costas, arrepios, tonturas, febre moderada a alta, dor de cabeça, mal-estar, mialgia, náuseas e vómitos. Doses intravenosas elevadas têm sido associadas a um aumento da incidência de tais reacções. Como mencionado anteriormente, o dextrano de ferro tem sido associado a reacções de hipersensibilidade potencialmente fatais.

2.12.2.2   Injeção de sacarose de ferro:

A sacarose férrica deve ser administrada por via intravenosa e não pode ser administrada por via intramuscular.28 Por conseguinte, em doentes com acesso intravenoso difícil de obter, ou nos quais o acesso intravenoso é indesejável, os produtos de dextrano férrico podem ser favoráveis. Doses baixas de até 200 mg de sacarose férrica podem ser administradas por via IV durante 2-5 minutos, enquanto doses superiores a 200 mg devem ser diluídas em 250 ml de NaCl a 0,9% e administradas como infusão IV lenta. Os seguintes regimes podem ser utilizados para substituir 1000 mg de ferro utilizando o produto de sacarose férrica: 200 mg IV em 5 ocasiões diferentes em 14 dias, 500 mg por perfusão IV lenta no dia 1 e no dia 14, e 300 mg, 300 mg e depois 400 mg por perfusão IV com um intervalo de 14 dias. Os dados farmacocinéticos indicam que, após a administração de 100 mg de sacarose férrica, o ferro é rapidamente absorvido na medula óssea, no fígado e no baço. Após a absorção nos órgãos e na medula óssea, o ferro injetado encontra-se nos glóbulos vermelhos circulantes, com a absorção máxima nos glóbulos vermelhos a ocorrer em 2-4 semanas.

2.12.2.2.1   Reacções adversas:

As reacções adversas incluem dor no local da injeção, dor de cabeça, perturbações do paladar, perturbações gastrointestinais e artralgia. A sacarose férrica tem um perfil de segurança favorável; por conseguinte, não é necessária uma dose de teste com este produto. Se ocorrer uma reação de hipersensibilidade, não é aconselhável um novo teste.

2.12.2.3   Gluconato Férrico de Sódio

O complexo de gluconato férrico de sódio em injeção de sacarose é um complexo macromolecular estável. Cada ampola contém 62,5 mg por 5 ml de ferro elementar como sal de sódio do complexo de hidratos de carbono de iões férricos. Após doses de 125 mg ou 62,5 mg, os estudos mostram que cerca de 80% do ferro ligado ao medicamento foi entregue à transferrina como uma espécie de ferro iónico mononuclear nas 24 horas após a administração. O pico médio da transferrina não excedeu os 100% e regressou a um nível próximo do basal 40 horas após a administração.29

2.12.2.3.1   Efeitos adversos:

Podem ocorrer reacções de hipersensibilidade potencialmente graves com o gluconato férrico de sódio, tal como ocorreram reacções de hipersensibilidade imediata fatais com outros complexos de hidratos de carbono de ferro.

Para diminuir a probabilidade deste efeito adverso, evitar a administração rápida. Doses superiores a 125 mg têm sido associadas a um aumento dos efeitos adversos.29

2.12.2.4   Ferumoxytol

O Ferumoxytol é uma forma super-paramagnética de óxido de ferro revestido por um invólucro de hidratos de carbono. O invólucro de hidratos de carbono ajuda a isolar o ferro bioativo até o complexo entrar no sistema reticuloendotelial, nos macrófagos hepáticos, no baço e na medula óssea, onde o ferro é libertado. O ferro é então transferido para a transferrina plasmática para incorporação na hemoglobina ou é transformado em ferritina para armazenamento. 30 O ferrumoxitol é administrado como uma injeção intravenosa inicial de 510 mg, seguida de uma segunda injeção intravenosa de 510 mg 3-8 dias mais tarde.30 Cada injeção de 510 mg é administrada sem diluição a uma velocidade de 1 ml por segundo (30 mg por segundo).30

2.12.2.4.1 Reacções adversas:

O ferumoxitol pode causar anafilaxia grave e outras reacções de hipersensibilidade; por conseguinte, monitorizar os doentes quanto a sinais e sintomas de hipersensibilidade durante, pelo menos, 30 minutos após uma dose de Ferumoxytol 30. A hipotensão foi notificada em 1,9% dos doentes em estudos clínicos com ferumoxitol, incluindo 3 doentes com reacções hipotensivas graves. Outras reacções adversas observadas incluem reacções no local da injeção, diarreia, náuseas, tonturas e obstipação.

2.12.3 PROCEDIMENTOS MÉDICOS:

Algumas anemias graves requerem procedimentos médicos como:

* Transfusões de sangue
* Transplante de medula óssea
* Cirurgia

2.12.3.1 Transfusões de sangue

As transfusões de sangue podem ser necessárias em doentes com ADF se o doente estiver a sangrar ativamente e estiver hemodinamicamente instável ou se o doente apresentar sinais e sintomas graves de privação de oxigénio. Muitas instituições e hospitais oferecem diretrizes sobre quando as transfusões são apropriadas. Cada unidade de concentrado de hemácias contém cerca de 200-250 mg de ferro e deve aumentar a hemoglobina em cerca de 1 g/dL.

2.12.3.1.1 Reacções adversas

Os efeitos adversos das transfusões de sangue são raros, mas podem ser fatais. Pode ocorrer sobrecarga de volume, particularmente em doentes com insuficiência renal ou insuficiência cardíaca congestiva, ou em doentes que recebem várias unidades. O tratamento geralmente envolve um diurético intravenoso, como 20-40 mg de furosemida, que pode ser administrado profilaticamente em pacientes suscetíveis ou entre unidades de CH. As reações transfusionais hemolíticas agudas (RHA) são eventos com risco de vida que ocorrem principalmente devido à incompatibilidade ABO. A hemólise intravascular ocorre e pode se apresentar inicialmente como dor nas costas, febre, dispnéia, calafrios e hipotensão. A AHTR deve ser distinguida da reação transfusional febril não hemolítica (FNTR), muito mais comum, e das reacções de rigor e arrepios, que, embora desagradáveis, não são geralmente consideradas graves. A

FNTR é frequentemente tratada com acetaminofeno e difenidramina. (James LH, 1994)

2.12.3.2 Transplante de medula óssea:

A anemia grave, como a anemia aplástica, que resulta da insuficiência da medula óssea, pode ser tratada com um transplante de medula ou de células estaminais.

PROCEDIMENTO:

A medula do dador é normalmente retirada de um osso grande, como a bacia. A medula é administrada por transfusão através de uma veia. As células estaminais para transplante podem ser provenientes de sangue do cordão umbilical compatível, de medula óssea doada por um membro da família ou de um membro compatível mas não aparentado. As células estaminais da medula óssea desenvolvem-se em células sanguíneas maduras.

2.12.3.3 CIRURGIA:

Cirurgia pode ser necessária para estancar sangramentos com risco de vida que causam anemia, como úlcera de estômago ou de cólon. A remoção do baço também é necessária se ele aumentar de tamanho por causa do desgaste das hemácias. O baço aumentado pode causar maior destruição de hemácias.

2.13 REMÉDIOS CASEIROS PARA A ANEMIA:

- A anemia é uma doença em que o nível de hemoglobina diminui. Os sinais de anemia incluem falta de ar, tonturas, cansaço e fadiga. A razão mais comum para a anemia é a deficiência de ferro e também a deficiência de vitamina B12, B6 e ácido fólico.

- A deficiência de ferro nas mulheres grávidas é perigosa para o feto. Os seguintes remédios caseiros são utilizados em caso de anemia por deficiência de ferro.

- O consumo de alimentos como leite, cereais, arroz, pastas, queijo, frutas, peixe, produtos de aves, vegetais verdes, ovos, iogurte, nozes, carne e feijão seco aumentará a função do sistema imunitário e também fornecerá todos os minerais e vitaminas necessários para um corpo saudável.

- As pessoas anémicas também devem evitar o chá, o café e outros antiácidos para evitar a diminuição do nível de ferro.

- Os doentes anémicos também recebem frutos como a maçã. Duas ou três maçãs por dia ou uma maçã em cada refeição ajudam a manter o nível de ferro no corpo.

- A ingestão de frutos secos, ostras, passas, lentilhas, pastas, pães e farinha de cereais fornecerá ferro para um corpo saudável.

- Três ou quatro chávenas de sumo de couve branca também previnem a anemia.

- As pessoas também comem fígado e rim de carne biológica.

- Beber diariamente um copo cheio de água morna com mel e lima porque o mel promove o nível de hemoglobina no nosso corpo e também fornece força e energia.

- As amêndoas são úteis para curar a anemia como remédio caseiro para isso, todas as

noites mergulhe algumas amêndoas em água e retire a pele de manhã e tome amêndoas cruas.
Uma cura regular durante três meses fará maravilhas.
• 	A ingestão de saladas verdes também é útil para a anemia.
• 	Os doentes anémicos devem tomar dois banhos por dia com água fria.
• 	O sumo de beterraba é também uma boa fonte de potássio, cálcio, ferro, cobre, vitamina B6, B12 e proteínas. As beterrabas com alto teor de ferro ajudam na produção de hemácias e aumentam a resistência.
• 	Tomar banho de sol uma vez por dia é uma cura natural para a anemia, pois a luz solar também aumenta a produção de hemácias.
• 	Os doentes anémicos devem tomar 3 a 4 figos secos por dia. Este é um remédio muito simples para a anemia.
• 	Os doentes anémicos devem tomar mel, maçã, cidra e vinagre de manhã. Este será o melhor remédio.
• 	Exercícios ligeiros e respiração profunda também ajudam a aumentar o nível sanguíneo.
• 	A realização de massagens corporais em dias alternados permite uma boa circulação sanguínea e ajuda a curar a anemia.
- O consumo de amla também fornece a vitamina C necessária ao organismo do doente anémico.

http://www.gonaturalremedies.com/home-remedies/Anemia.htm

2.14   PREVENÇÃO DA IDA:

O risco de anemia por deficiência de ferro pode ser prevenido através da escolha de alimentos ricos em ferro.

Escolha alimentos ricos em ferro

Os alimentos ricos em ferro incluem:

• 	Feijões
• 	Vegetais de folha verde escura, como os espinafres
• 	Frutos secos, como passas e alperces
• 	Ovos
• 	Cereais, pães e massas enriquecidos com ferro
• 	Ervilhas
• 	Carne de porco
• 	Aves de capoeira
• 	Carne vermelha
• 	Marisco

O seu corpo absorve mais ferro da carne do que de outras fontes. Se optar por não comer carne, poderá ter de aumentar a ingestão de alimentos ricos em ferro e de origem vegetal para absorver a mesma quantidade de ferro que alguém que come carne.

Escolha alimentos que contenham vitamina C para melhorar a absorção do ferro:

Pode aumentar a absorção de ferro pelo seu corpo bebendo sumo de citrinos ou comendo outros alimentos ricos em vitamina C ao mesmo tempo que come alimentos ricos em ferro. A vitamina C presente nos sumos de citrinos, como o sumo de laranja, ajuda o corpo a absorver melhor o ferro da dieta.

A vitamina C também se encontra em:

- Brócolos

- Toranja

- Kiwi

- Folhas verdes

- Mangas

- Melões

- Laranjas

- Pimentos

- Morangos

- Tomates

Prevenir a anemia por deficiência de ferro em bebés

Para a prevenção da anemia por deficiência de ferro em bebés, alimente o seu bebé com leite materno ou com leite em pó enriquecido com ferro durante o primeiro ano. O leite de vaca não é uma boa fonte de ferro para os bebés e não é recomendado para bebés com menos de um ano. O ferro do leite materno é mais facilmente absorvido do que o ferro encontrado na fórmula. (Prevention of IDA, 2011).

Capítulo 3:

Um estudo de caso no Paquistão

Avaliação baseada em sintomas da anemia por deficiência de ferro em estudantes universitários em correlação com os seus hábitos alimentares

Resumo

O objetivo do estudo foi a avaliação sintomática da anemia por deficiência de ferro em estudantes universitários em correlação com os seus hábitos alimentares. Foi realizado um inquérito transversal. Foi distribuído um proforma baseado num questionário a 500 estudantes da Universidade Bahauddin Zakariya e de algumas faculdades associadas, pertencentes a diferentes departamentos. Foi efectuada uma avaliação baseada nos sintomas. Entre os 500 indivíduos, 206 (41%) referiram a presença de um ou mais sintomas de AID, entre os quais a maioria 145 (67,96%) eram mulheres e apenas 61 (29,61%) eram homens. Enquanto 294 (59%) não apresentavam sintomas de AID. Observou-se que a maioria dos indivíduos, 198 (96%), tinha menos de 25 anos de idade. Dos 206 alunos com sintomas de ADI, 173 (84%) eram internos. A maioria dos alunos com sintomas de ADF 108 (52%) pertence a famílias medíocres. Os sintomas mais comuns observados foram unhas frágeis e achatadas 78 (39%), tonturas 31 (17%) e fadiga após a atividade física 183 (88%), seguidos de glossite 180 (87%), zumbido nos ouvidos 174 (84%), dor de cabeça 129 (62%), infecções ligeiras frequentes 96 (46%), falta de ar 83 (40%), perturbações do paladar 74 (35%), pica 46 (22%) e apenas 39 (19%) tinham estomatite angular. De acordo com o nosso estudo, um número considerável de estudantes universitários apresenta sintomas de anemia por deficiência de ferro, pelo que os institutos devem considerar este problema, uma vez que afecta os estudos dos estudantes. As condições dos albergues, da cantina dos albergues e do fornecimento de alimentos devem ser melhoradas. Devem também ser realizados programas de sensibilização.

Palavras-chave: Anemia, anemia por deficiência de ferro (AID), estudantes universitários, Universidade Bahauddin Zakariya.

Introdução

O ferro é um mineral necessário ao nosso organismo. O ferro faz parte de todas as células e tem muitas funções no nosso corpo. Por exemplo, o ferro, como parte da proteína hemoglobina, transporta o oxigénio dos pulmões para todo o corpo. A falta de hemoglobina chama-se anemia. O ferro também ajuda os nossos músculos a armazenar e a utilizar o oxigénio (Khan et al., 2010).

O ferro dos alimentos ingeridos é absorvido pelas células que revestem o trato gastrointestinal; o organismo absorve apenas uma pequena fração do ferro ingerido. O ferro é então libertado para a corrente sanguínea, onde uma proteína chamada transferrina se liga a ele e o transporta para o fígado. O ferro é armazenado no fígado como ferritina e libertado quando necessário para produzir novos glóbulos vermelhos na medula óssea. Quando os glóbulos vermelhos deixam de funcionar (após cerca de 120 dias em circulação), são removidos ou eliminados pelo baço. O ferro destas células velhas também pode ser reciclado pelo organismo (Freire et al., 1989).

O ferro faz parte de muitas enzimas e é utilizado em muitas funções celulares. As enzimas ajudam o nosso corpo a metabolizar os alimentos. As enzimas também ajudam em muitas outras reacções importantes que ocorrem no nosso corpo. Quando o nosso corpo não tem ferro suficiente, muitas partes do nosso corpo são afectadas (Lozoff et al., 2003).

O que é a deficiência de ferro ou anemia por deficiência de ferro?

A carência de ferro é uma doença resultante de uma quantidade insuficiente de ferro no organismo. A deficiência de ferro é a deficiência nutricional mais comum e a principal causa de anemia nos Estados UnidosJLooker et al., 1997, Pappas et al., 2001).

Os termos anemia, deficiência de ferro e anemia por deficiência de ferro são frequentemente utilizados de forma indistinta, mas equivalente. A deficiência de ferro varia desde a depleção das reservas de ferro sem prejuízo funcional ou para a saúde até à deficiência de ferro com anemia, que afecta o funcionamento de vários sistemas de órgãos (Akman et al., 2004, Yip R., 1994).

A deficiência de ferro é uma preocupação porque a deficiência de ferro pode atrasar as funções motoras normais do bebé, durante a gravidez pode aumentar o risco de atraso de crescimento intrauterino e de parto prematuro[3] . A deficiência de ferro pode causar fadiga que prejudica a capacidade de fazer trabalho físico em adultos, podendo também afetar a memória ou outras funções mentais em adolescentes Hallberg et al., 1995. A Tabela 1 indica a frequência dos sintomas da anemia por deficiência de ferro.

Tabela 1: <u>Frequência dos sintomas da anemia por deficiência de ferro (ADF)</u>

Sintomas	Frequência	Percentagem
Fadiga após a atividade física	183	88%
Infecções ligeiras frequentes	96	46%
Tonturas	31	17%
Falta de ar	83	40%
Perturbação do paladar	74	35%
Dor de cabeça	129	62%
Desejo de gelo	46	22%
Unhas achatadas e quebradiças	78	39%
Estomatite angular	39	19%
Glosite	180	87%
Toque no orelhas	174	84%

A anemia por deficiência de ferro é uma das principais causas do fraco desempenho académico e do estado de saúde dos estudantes. Os sinais mais comuns de desenvolvimento de anemia são fadiga crónica, perda de apetite, dores de cabeça, irritabilidade ou perda de concentração. A anemia por deficiência de ferro, tal como mencionada neste estudo, causa muitos problemas de saúde menores que podem levar a doenças mais complicadas no futuro. Os estudantes de todos os institutos deveriam ser sensibilizados para este problema de saúde, de modo a poderem tomar medidas para reduzir a carência. Isto melhoraria o desempenho curricular e extracurricular dos estudantes (Basta et al., 1979, Walter et al., 1989). A Tabela 2 indica a frequência (%) do género e do estatuto socioeconómico dos alunos com sintomas de DDA e sem sintomas de DDA.

Tabela 2. Género e estatuto socioeconómico Frequência (%) de alunos com sintomas de IDA e sem sintomas de IDA.

		Estudantes com sintomas da ADF Freq (%)	Estudantes sem sintomas da ADF Freq (%)
Género	Homens	34%	69%
	Mulheres	66%	21%
Estatuto socioeconómico	Rico	37%	35%
	Medíocre	52%	51%
	Pobres	11%	34%

O objetivo do estudo era avaliar a frequência dos sintomas de anemia por deficiência de ferro entre os estudantes da nossa universidade e correlacionar o problema com os seus hábitos alimentares, uma vez que uma dieta pobre ou deficiente em ferro é o principal fator que conduz à anemia por deficiência de ferro. Para a recolha de dados, foi elaborado e distribuído um questionário entre os estudantes da Bahauddin Zakariya University Multan e das faculdades associadas e de vários albergues da universidade.

Material e método

Foi concebido um formulário de questionário. Estes formulários foram distribuídos por uma equipa de cinco membros entre os estudantes da Universidade Bahauddin Zakariya de Multan e das faculdades associadas e de vários albergues da universidade. Os estudantes pertencentes a diferentes regiões, diferentes grupos etários, diferentes raças e diferentes estatutos socioeconómicos preencheram esses proformas. O proforma preenchido incluía os dados demográficos do sujeito e 14 sintomas principais de anemia por deficiência de ferro habitualmente encontrados e observados em doentes anémicos. O formulário incluía também uma tabela com os hábitos alimentares e a rotina do sujeito a mencionar pelo mesmo. Foram recolhidos dados inespecíficos de 500 estudantes e avaliada a presença de sintomas e os hábitos alimentares dos sujeitos para descobrir a prevalência de anemia entre eles, de acordo com os sintomas que mencionaram no formulário. Os números de indivíduos que apresentavam sintomas de anemia de acordo com os critérios estabelecidos foram separados e, em seguida, foi efectuado um estudo estatístico utilizando técnicas estatísticas e matemáticas simples para descobrir os sintomas de anemia por deficiência de ferro nestes estudantes (Khan et al., 2010). A Tabela 3 mostra a distribuição etária dos estudantes com sintomas de ADF.

Tabela 3. Distribuição etária dos alunos com sintomas de ADI

Idade (anos)	Masculino		Feminino	
	N	Percentagem (%)	N	Percentagem (%)
< 25	58	28.15	140	67.96
> 25	3	1.45	5	2.43

Resultados

O presente estudo incluiu 500 estudantes, 46 (%) do sexo masculino e 54 (%) do sexo feminino. As suas idades variavam entre os 21 e os 26 anos, com uma média de 24 ± 2 anos. 69 (%) eram pensionistas e 31 (%) residiam em lares. 36 (%) pertenciam a famílias ricas, 52 (%) eram medíocres e 23 (%) tinham um estatuto socioeconómico pobre.

De um total de 500 indivíduos que foram avaliados quanto à anemia por deficiência de ferro, 206 (41%) eram anémicos e 294 (59%) não eram anémicos. A Fig. 1 indica a percentagem de casos anémicos e não anémicos entre o total de indivíduos.

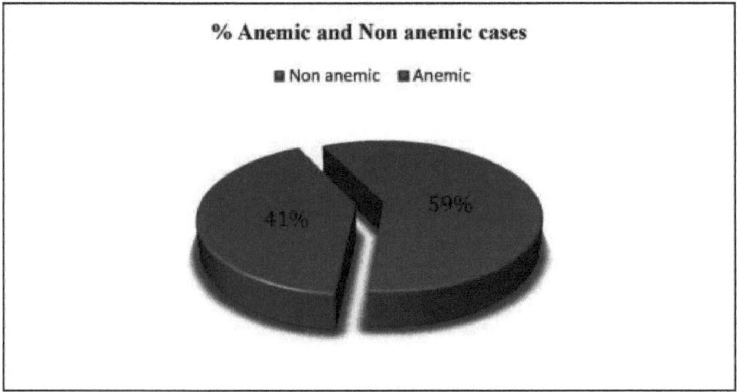

Figura. 1: Representação percentual de casos anémicos e não anémicos no total de indivíduos.
Dos 206 indivíduos anémicos, 145 (70,38%) eram do sexo feminino e apenas 71 (34%) eram do sexo masculino. A Fig. 2 representa a distribuição por género entre o total de casos de IDA.

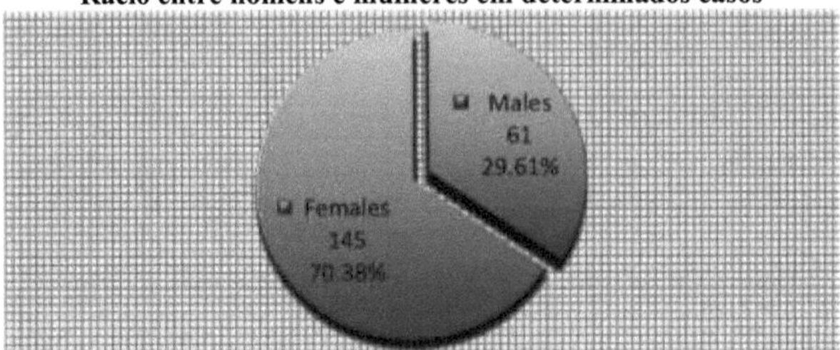

Figura. 2: Distribuição por género (percentagem de homens e mulheres) entre o total de casos de AID.
Dos 206 casos de anemia, 198 (96%) tinham menos de 25 anos de idade e apenas 8 (4%) tinham mais de 25 anos de idade. A figura 3 mostra a distribuição etária dos alunos anémicos.

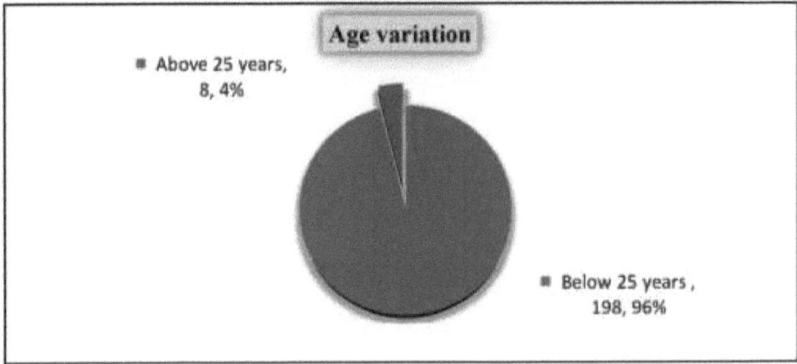

Figura. 3: Distribuição por idades dos alunos anémicos.
Como o estudo se baseou na avaliação dos estudantes, que são geralmente de duas categorias: ou pensionistas do albergue ou aqueles que residem nas suas casas. Dos 206 indivíduos anémicos, 173 (84%) eram internos e apenas 33 (16%) eram não internos. A figura 4 indica o rácio percentual entre os alunos internos e os não internos.

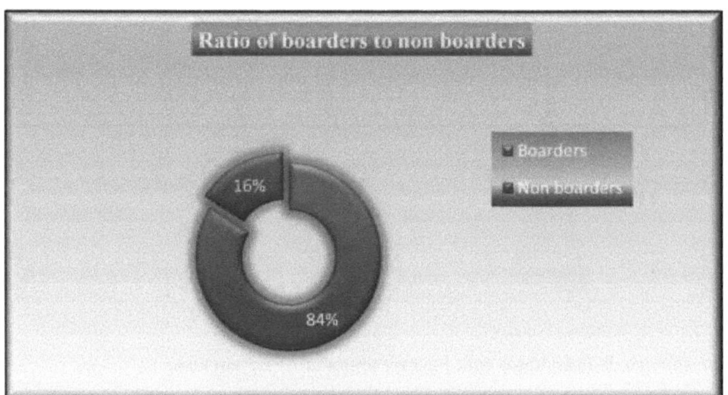

Figura. 4: Rácios percentuais entre os internos e os não internos.

Dos 206 indivíduos anémicos, 76 pertenciam a famílias ricas, 108 eram medíocres e apenas 22 tinham um estatuto socioeconómico pobre. A figura 5 indica o estatuto socioeconómico do total de indivíduos.

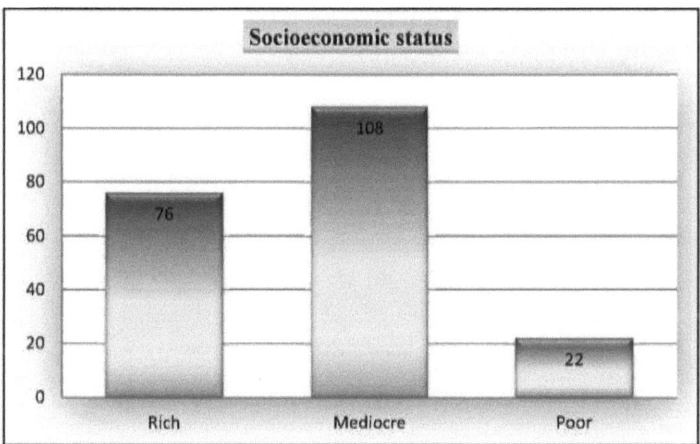

Figura. 5: Representação gráfica do estatuto socioeconómico do total de sujeitos.

Dos 206 casos de anemia, 109 indivíduos estão conscientes do seu estado anémico, enquanto 97 não estão conscientes. A figura 6 representa o rácio do número de indivíduos com base na autoanálise da anemia.

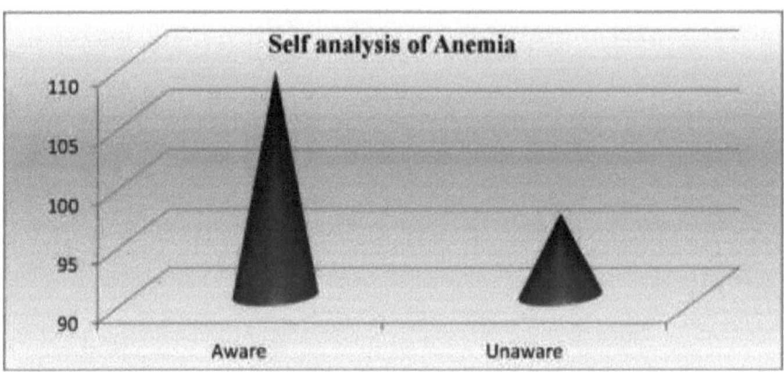

Figura. 6: Rácio do número de indivíduos com base na autoanálise da anemia.

Dos 206 indivíduos anémicos, 183 ficaram cansados após a atividade física, 40 tinham unhas pálidas, 96 tinham infecções ligeiras frequentes, 183 sentiam tonturas, 83 tinham falta de ar, 74 tinham perturbações do paladar, 129 tinham dores de cabeça, 46 tinham desejo de comer gelo, 183 tinham unhas achatadas e quebradiças, 39 tinham estomatite angular, 180 tinham glosite e 174 tinham sintomas de zumbido nos ouvidos. A figura 7 mostra a variação dos

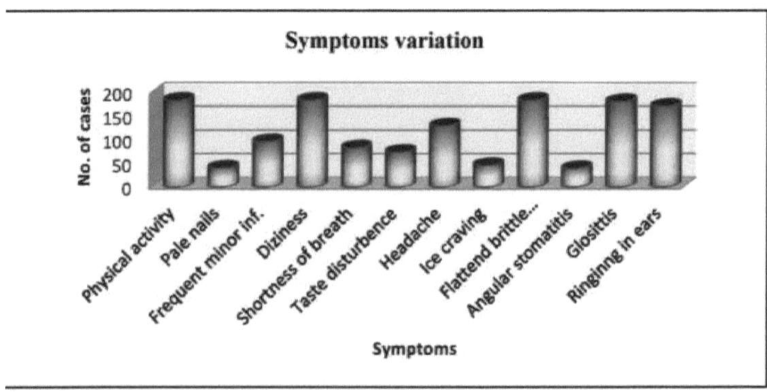

sintomas nos indivíduos anémicos.

Figura. 7: Representação gráfica dos casos de anemia com base nas variações dos sintomas.
Dos 206 indivíduos anémicos, 47 responderam que têm uma memória forte, enquanto os restantes 159 responderam ter um estado de memória baixo. A figura 8 refere-se ao rácio percentual do estado de memória dos casos anémicos.

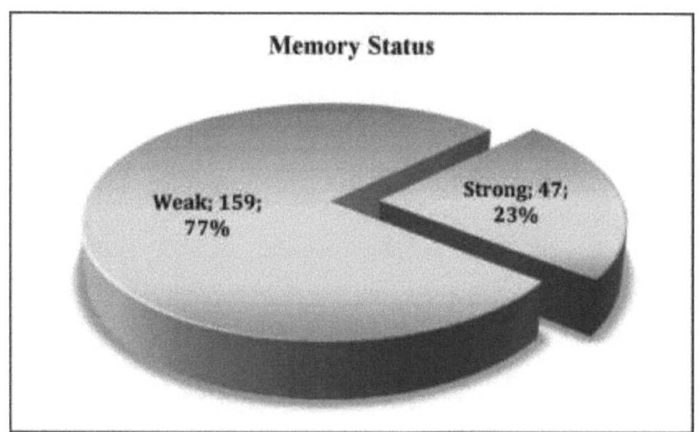

Figura. 8: Rácio percentual que representa o estado de memória dos casos anémicos.

Dos 206 indivíduos anémicos, 135 têm um nível académico médio e 71 têm um nível académico acima da média. A figura 9 mostra o nível académico médio do total de casos de

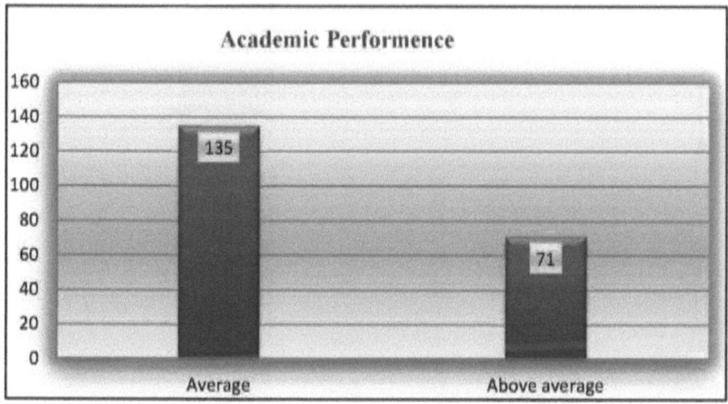

anemia.

Figura. 9: Representação gráfica da média da situação académica do total de casos de anemia.

De todos os (206) doentes anémicos baseados em sintomas, a maioria (160) costumava ingerir cereais como parte principal da sua dieta. Muito poucos (cerca de 27) tinham fruta na sua rotina alimentar. Cerca de 100 indivíduos costumavam beber leite, mas não com regularidade ou frequência. Um número muito pequeno de indivíduos mencionou que tomava suplementos alimentares e suplementos de ferro na sua rotina. Cerca de 115 alunos mencionaram que consomem legumes três ou duas vezes por semana. Menos de 100 (cerca de 90) estudantes costumavam comer carne regularmente, ou seja, mais de 3 vezes por semana. A figura 10 indica os hábitos alimentares dos indivíduos anémicos.

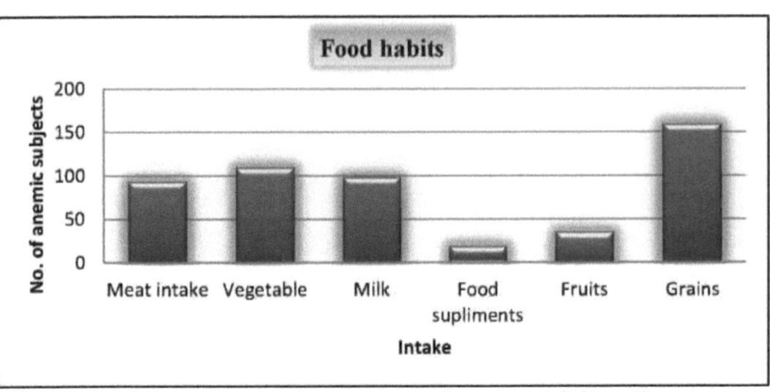

Figura. 10: Número total de casos de anemia representando os seus hábitos alimentares.

Discussão

A anemia por deficiência de ferro é um distúrbio nutricional comum na nossa comunidade, especificamente em mulheres e jovens (James D. Cook., 2005). O nosso estudo centrou-se nos sintomas de anemia por deficiência de ferro observados pelos alunos que foram incluídos no estudo. Um número significativo de estudantes referiu, num questionário, que tem alguns problemas de saúde que estão particularmente relacionados com a anemia por deficiência de ferro. Mas, infelizmente, muitos deles não têm consciência de que estão a sofrer. O nosso estudo mostrou que é mais comum em estudantes do sexo feminino (66%) do que no sexo masculino e que a maioria dos casos pertence ao grupo etário abaixo dos 25 anos (Mariaelena D. Jefferds., 2002). Os sintomas mais comuns foram as dores de cabeça, tonturas, glossite, fadiga após a atividade física, infecções ligeiras frequentes, unhas quebradiças e desejo de comer gelo. A memória fraca era o problema de 77% dos estudantes, mas o desempenho académico não era muito afetado, segundo a sua opinião. O mau estatuto socioeconómico foi o problema silencioso que esteve na origem da anemia por deficiência de ferro na maioria dos casos (Sharon M. Coyer., 2005, Angela E. Thomas., 2005). Os estudantes que beneficiavam do estatuto de pensionista apresentavam uma maior percentagem de anemia do que os que viviam em casa. Os hábitos alimentares estavam a ter evidências claras sobre a anemia. Os estudantes que consumiam leite, carne, grãos e cereais apresentavam comparativamente uma baixa deficiência de ferro (Peter D.R. Higgins, 2003, Annibale et al., 2003).

A anemia por deficiência de ferro é normalmente tratada através da ingestão regular de uma dieta rica em ferro e de suplementos de ferro. No entanto, continua a ser uma doença comum e pouco conhecida que prevalece na nossa comunidade (Roger J Harris et al., 2007). A incidência e a prevalência da anemia por deficiência de ferro também podem ser reduzidas através da fortificação com ferro de vários géneros alimentícios sob a supervisão do departamento de saúde do governo (Andrews NA., 1999).

Conclusão

De acordo com o nosso estudo, cerca de 40% dos estudantes, incluindo homens e mulheres, que estudam em diferentes institutos da Bahauddin Zakariya University Multan e residem em diferentes albergues sofrem de sintomas de anemia por deficiência de ferro. A maioria dos doentes são pensionistas. Este facto indica um estado nutricional deficiente de um número considerável de estudantes. Os institutos de ensino devem ter em conta este problema e deve ser dada prioridade à melhoria da dieta dos pensionistas nos albergues e devem ser realizados programas educativos para sensibilizar os estudantes e o público em geral para a anemia por deficiência de ferro, as suas complicações, efeitos nocivos, tratamento e prevenção.

Agradecimentos

Agradecemos aos estudantes (masculinos e femininos) da Bahauddin Zakariya University Multan e de outras faculdades afiliadas da cidade o seu apoio e cooperação neste estudo. Agradece-se a cooperação e o interesse de alguns dos professores seniores da universidade na revisão deste estudo.

Referências

Akman, M.; Cebeci,D.; Okur, V.; Angin, H.; Abali, O.; Akman, AC. Os efeitos da deficiência de ferro no desempenho de bebés em testes de desenvolvimento. *Ata Paediat., v.93*, n.10, p.1391-6, 2004.

Ângela, E. Thomas. Investigação da anemia. *Current Paediatrics,* v.15, p.44-49, 2005.

Annibale, B.; Capurso, G.; Delle, FG. O estômago e a anemia ferropriva: um elo esquecido. *Digestive and Liver Disease*, v. 35, p. 288-295, 2003.

Andrews, NA. Distúrbios do metabolismo do ferro. *The New England Journal of Medicine,* v. 341 n. 26, p.1986-1995, 1999.

Basta, SS.; Soekirman, KD.; Scrimshaw, NS. Anemia por deficiência de ferro e a produtividade de homens adultos na Indonésia. *The Amer J Clini Nutri,* v.32, p. 916-925, 1979.

Freire, WB. A hemoglobina como preditor de resposta à terapia com ferro e seu uso em estimativas de triagem e prevalência. *The Amer J Clini Nutri,* v.50, p. 1442-9, 1989.

Hallberg, L.; Hulthen, L.; Bengston, C.; Lapidus, L.; Lindstedt, G. Balanço de ferro em mulheres menstruadas. *Euro J Clin Nutrit,* v. 49, p. 200-207, 1995.

James, DC. Diagnosis and management of iron-deficiency anemia. *Best Practice & Research Clinical Haematology,* v.18 n.2, p. 319-332, 2005.

Khan, MT.; Akhtar, T.; Niazi, M. Prevalência de anemia entre os estudantes da Universidade de Peshawar. *J Postgrad Medi Insti*, v. 24, n. 04, p. 265 - 269, 2010.

Lozoff, B.; Andraca, ID.; Castillo, M.; Smith, JB.; Walter, T.; Pino, P. Behavioral and Developmental Effects of Preventing Iron-Deficiency Anemia in Healthy Full-Term Infants. *Pediat,*; v. 112, p. 846, 2003.

Looker, AC.; Dallman, PR.; Carroll, D.; Gunter, EW.; Johnson, CL. Prevalence of Iron Deficiency in the United States (Prevalência de deficiência de ferro nos Estados Unidos). *J Amer Medi Associ,*; v. 277, n. 12, p. 973-976, 1997.

Mariaelena, DJ. Conceitos de anemia por deficiência de ferro e medidas de saúde pública na zona rural da Costa Rica. *Social Science & Medicine,* v. 55, p. 1143-1156, 2002.

Pappas, G.; Akhtar, T.; Peter, JG.; Wilbur, CH.; Khan, AQ. Health Status of the Pakistani Population: a health profile and comparison with the United States. *Amer J Pub Health,* v. 91, 93-8, 2001.

Peter, DRH. Anemia por deficiência de ferro. *Técnicas em Endoscopia Gastrointestinal,* v.5, n. 3, 134-141, 2003.

Roger, JH. Anemia por deficiência de ferro: é realmente importante? *Pediatrics and Child health,* v. 17, p. 4 2007.

Sharon, MC. Anemia: Diagnosis and Management. *Associação Nacional de Enfermeiros Pediatras,* v. 19, n. 6, p. 380-385, 2005.

Walter, T.; Andraca, ID.; Chadud, P.; Carmen, G. Iron Deficiency Anemia: Efeitos adversos no desenvolvimento psicomotor do lactente. *Pearl Pediat,* v. 84, p. 7, 1989.

Yip, R. Deficiência de ferro: questões científicas contemporâneas e abordagens programáticas internacionais. *J Nutrit,* v.124, p. 1479-1490 1994.